一切为了健康

—— 提升健康素养心语

邹宇华　著

人民卫生出版社

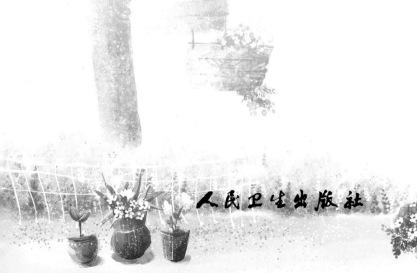

图书在版编目（CIP）数据

一切为了健康:提升健康素养心语/邹宇华著.—北京:人民卫生出版社,2016

ISBN 978-7-117-22850-3

Ⅰ.①一… Ⅱ.①邹… Ⅲ.①健康教育-中国-普及读物 Ⅳ.①R193-49

中国版本图书馆 CIP 数据核字（2016）第 228445 号

| 人卫智网 | www.ipmph.com | 医学教育、学术、考试、健康，
购书智慧智能综合服务平台 |
| 人卫官网 | www.pmph.com | 人卫官方资讯发布平台 |

一切为了健康——提升健康素养心语

著　　者：邹宇华

出版发行：人民卫生出版社（中继线 010-59780011）

地　　址：北京市朝阳区潘家园南里 19 号

邮　　编：100021

E-mail：pmph@pmph.com

购书热线：010-59787592　010-59787584　010-65264830

印　　刷：三河市博文印刷有限公司

经　　销：新华书店

开　　本：710×1000　1/16　印张：9　插页：2

字　　数：157 千字

版　　次：2018 年 6 月第 1 版　2018 年 6 月第 1 版第 1 次印刷

标准书号：ISBN 978-7-117-22850-3/R·22851

定　　价：29.00 元

打击盗版举报电话：010-59787491　E-mail：WQ@pmph.com
（凡属印装质量问题请与本社市场营销中心联系退换）

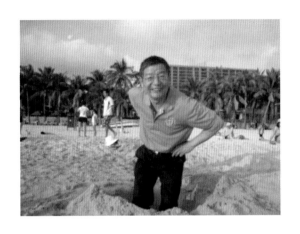

　　邹宇华，广东药科大学公共卫生学院教授，全国优秀科技工作者，广东省师德标兵，南粤优秀教师，广东省优秀共产党员。现任中国社区卫生协会理事、中华预防医学会社会医学分会委员、中国药品监督管理研究会药品监管法规和政策研究专业委员会委员、全国亿万农民健康促进行动广东省专家、广东省健康科普专家、广东省社区卫生学会副会长、广东省社会医学研究会副会长、广东省科普讲师团讲师、广州市人民政府重大行政决策论证专家、广州市社区卫生学会会长等职。先后主持课题和项目70多项，发表论文200多篇，主编著作和教材20多部，撰写人文科普作品100多篇，媒体采访报道180多次，获成果和奖励近百个，应邀做科普和专题讲座200多场。主要著作有：《心态决定健康》《社区老年病自我调理及衰老的延缓》《健康新观念与心理健康》《不良生活行为与健康》《青春期性教育指南》《死亡教育》、《社会医学》《社区卫生服务管理学》《社区卫生服务组织文化》《如何预防和矫正儿童不良行为》《人感染高致病性禽流感防控指南》《家庭常见食品营养与安全问题》《健康心态　幸福生活》《社区健康教育技能》《好习惯与健康》《我运动我健康我快乐》等。

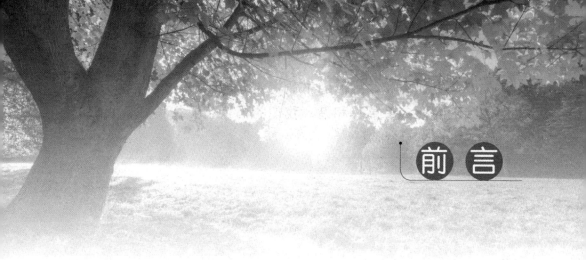

前言

多年来，我一直笔耕不辍，以此来表达思想，抒发情感，忧思未来，也因此而有所收获。每当有人问我如何取得一些成绩时，我会平和地说："天道酬善，地道酬勤，世道酬和，业道酬精，人道酬诚。"慢慢品味这二十个字，可以从中体会到为人要善良，做事要勤奋，处世要和谐，专业要精通以及自身要诚信的内涵。

通往成功的大门面向每一个人敞开着，但向这扇门前行的道路却异常曲折、艰难，没有顽强的毅力和健康的心态则无法迈入它的门槛。前人的经验告诉我们：谁不努力谁不景气！

物质上丰衣足食，岗位上发挥作用，事业上有所建树，家庭里美满幸福，这固然是成功的一种体现。但我对成功更多的理解是：以一颗平平常常的心，做好平平凡凡的事，享受平平淡淡的生活，度过平平安安的一生！

如此之理解，在于健康不仅仅是没有疾病，而是表现在躯体健康、心理健康、道德健康及社会适应良好四方面都健全。健康是人生最大的财富，不论过去的革命，现在的改革，还是未来的开拓，都需要把满足人们日益增长的物质和文化需求，延长健康期望寿命，提高健康水平作为目标，都需要把健康融入各项政策。唯有健康的人，才能以一颗平常之心，做好平凡之事，并不被外界诱惑所左右，懂得珍惜，活在当下，享受平淡之生活，度过平安之人生。

观健康之书，走健康之路，处健康之群，练健康之躯，展健康之心，做健康之人，行健康之事，构健康之境。一切为了健康，我们的内心将更加平和，我们的生命将更有质量，我们的生活将更加多彩，我们的社会将更趋和谐，我们的国家将更加美好，我们的寿命将会再上一个新台阶！

邹宇华

2018 年 4 月

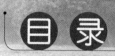

一、不可不知的健康新理念

2015 年 9 月 19 日，阿联酋迪拜酋长长子拉希德突发心脏病去世，年仅 34 岁。拉希德是迪拜酋长谢赫穆罕默德最年长的儿子，为迪拜多家投资公司、银行主要合伙人，曾被福布斯评为全球最热门年轻皇室成员之一，还多次获国际耐力赛奖项。他的英年早逝对于富可敌国的家族而言，无疑是一个沉重的打击。

人生最大的财富是健康，只有在躯体健康、心理健康、道德健康及社会适应良好四方面都健全，才是完全健康的人。

健康有哪些新理念？

1. 健康是"石"：生命的基石靠健康，以此完成进食、代谢、排泄、呼吸、运动、生长、生殖和反应性等功能。

2. 健康是"金"：健康是最大的财富，健康的身体抵得上万贯家产。再富，富不过健康；再穷，穷不过疾病。

3. 健康是"权"：健康是最基本的人权，不允许侵犯。

4. 健康是"力"：健康对家庭而言，是做事的气力；对工、农、商业而言，是生产力；对军队而言，是战斗力。

5. 健康是"爱"：尊老爱幼、爱家庭、爱集体、爱社会、爱国家，这是心理健康的体现。

6. 健康是"福"：一个人无灾无病就是福。父母健康是儿女的福分，儿女健康是父母的福气。年轻时有福不算什么，老来有福才是真正的福。

7. 健康是"寿"：短暂高官、趋炎高攀、偶尔高薪、一时高兴，不如高寿。健康的最高的境界是长命百岁，无疾而终。

8. 健康是"乐"：快乐是健康的核心，体现在乐天知命、乐善好施、乐在其中、乐道安贫。

9. 健康是"德"：健康之人具有社会公德、职业道德、家庭美德，不做失德、缺德、丧德的事。

10. 健康是"簧"：身体犹如弹簧，偶尔、短时、有限的摆动无碍大局，如某夜因加班只睡眠5小时，不必计较。但不可过度，否则弹簧会折断。

身心健康有哪八项标准？

1. 食得快：进食时有很好的胃口，能快速吃完一餐饭而不挑剔食物，这证明内脏功能正常。

2. 便得快：一旦有便意时，能很快排泄大小便，且感觉轻松自如，在精神上有一种良好的感觉，说明胃肠功能良好。

3. 睡得快：上床能很快熟睡，且睡得深，醒后精神饱满，头脑清醒。

4. 说得快：语言表达正确，说话流利。表示头脑清楚，思维敏捷，中气充足，心、肺功能正常。

5. 走得快：行动自如、协调、精力充沛旺盛。因诸多病变导致身体衰弱，均先从下肢开始，人患有内脏疾病时，下肢常有沉重感；心情焦虑，精神抑郁，往往感到四肢乏力，举步维艰。

6. 良好的个性：性格温柔和顺，能够很快地适应不同的环境，没有经常性的压抑感和冲动感，目标明确，热爱生活，乐观豁达，胸襟坦荡，意志坚强，感情丰富。

7. 良好的处世能力：看问题客观现实，具有自我控制能力，适应复杂的社会环境，对事物的变迁能始终保持良好的情绪，能保持对社会外环境与机体内环境的平衡。

8. 良好的人际关系：待人接物能大度友善，换位思考，不过分计较，能助人为乐。

中老年健康有哪十大标准？

1. 眼有神：双目炯炯有神，说明精气旺盛，脏器功能良好，思想活跃，情感丰富。

2. 牙齿坚：保持口腔卫生，基本上没有龋齿和其他口腔疾病。

3. 声息和：说话声音洪亮，呼吸通畅，心平气和。表明肺脏功能良好，心态健康。

4. 饮食稳：坚持定时、定量进食，不挑食，不偏食，不暴食，无烟酒嗜好，注意营养科学合理。

5. 前门松：小便通畅，说明泌尿、生殖系统大体无恙。

6. 后门紧：大便每日一次，无腹痛、腹泻之虑，则消化功能健旺。

7. 形不丰：保持体形匀称，不应肥胖，始终保持标准体重。

8. 腰腿灵：每周有三次以上运动，每次不少于半小时，表现为肌肉、骨骼和四肢关节有力灵活。人老腿先老，将老腰先病。

9. 脉搏好：脉搏平稳，心跳次数保持在正常范围（60~80 次/分），说明心脏和循环功能良好。

10. 起居准：能按时起床和入睡，睡眠质量好。

维护健康靠哪十法?

1. 少怒多笑：心平气和，荣辱不惊，笑口常开。

2. 少食多嚼：规律进食，细嚼慢咽，七八分饱。

3. 少衣多浴：随季穿衣，春捂秋冻，时常沐浴。

4. 少言多思：不传是非，多动脑筋，少犯错误。

5. 少肉多菜：素食为主，荤食辅之，多吃蔬菜。

6. 少盐多醋：清淡少盐，以醋调味，注重保健。

7. 少糖多果：控制甜食，少吃糖块，多吃鲜果。

8. 少欲多施：清心寡欲，乐善好施，助人为乐。

9. 少忧多眠：放松心情，大智若愚，充足睡眠。

10. 少车多行：安步当车，舒筋活络，多动腿脚。

养生要做哪二十件事?

1. 不吸烟：吸烟会使寿命平均减少 10 岁。50 岁前戒烟，仍可恢复健康。

2. 少喝酒：喝酒可导致心脏病、脑卒中和肝硬化。酒后驾车易出车祸。

3. 测体重：过胖和过瘦都不利于健康，也不会给人以健美感。

4. 控脂肪：每天脂肪的摄入量不超过总热量的 25%，也不应少于 15%，高脂肪会导致心脑血管病等。

5. 多蔬果：蔬菜和水果中含多种维生素、膳食纤维和矿物质，每天至少食用 500 克。

6. 少吃盐：口味要淡，每日摄盐少于 6 克。

7. 多进钙：中老年应补钙。虾、鱼、杏仁、蔬菜、豆类和奶类富含钙。

8. 重淀粉：吃肉菜不能代替米面。淀粉保护人不受病菌感染，预防心脏病和癌症。

9. 多吃鱼：多吃白肉，少吃红肉，有利于健康。

10. 少吃糖：多吃糖易坏牙齿，增加患肥胖症、糖尿病、高血压的危险。

11. 多纤维：食物纤维有助于消化，保护胃肠道，减少便秘和肠癌的发生。

12. 少咖啡：特别是孕妇、糖尿病和胃病患者少喝。

13. 多运动：每天锻炼不少于 30 分钟，特别要注重柔韧性的运动。

14. 忌乱性：变换性伴侣会造成心理压力，使生活失去节奏。性乱者易患性病、艾滋病。

15. 淡名利：身外物，不奢恋。欲望越小，人生就越幸福。

16. 择居处：选择绿化美、空气好、噪声小的居住环境。

17. 选职业：应从事自己喜欢、又能胜任的工作。

18. 避车祸：车祸死亡率仅次于心脑血管病、癌症和呼吸道疾病，位居第四。

19. 应结婚：有配偶的人，早死率低且寿长。

20. 勿自扰：活在当下，不去想悲哀和苦恼的事。

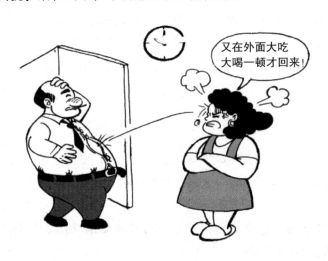

二、运动能长寿吗

世界卫生组织调查发现：全球约 60%~85% 的成人及 2/3 的儿童运动量不足。我国 18 岁以上居民中 83.8% 没有运动习惯，只有 11.9% 的人每周运动 3 次以上。而运动不足所带来的后果就是肥胖率上升、慢性病患者增加、人群死亡率升高、疾病经济负担加重，并且影响儿童少年的智力发展。

运动能提高生命质量，促进健康长寿，这样的事例很多。

著名经济学家马寅初重视体育锻炼，从十几岁开始，直到百岁高龄，从未间断。他喜欢多种活动，如太极拳、太极剑、骑马、游泳、爬山、跑步、洗冷热水澡等。87 岁那年，他的一条腿突然不能走路。爬山和跑步已无能为力，他就改为散步，每天拄着拐杖走动 5000~6000 米才肯罢休。91 岁那年，他的两条腿完全瘫痪了，他便坐上轮椅，坚持做头部运动和上肢锻炼。马老一生命运坎坷，1957 年还因发表"新人口论"方面的学说而被打成右派，但却奇迹般地活过了百岁大关。

姜尚在周文王时被封为国师，后辅佐周武王灭商有大功，成为周代齐国的始祖，后人便称他为姜太公。由于姜太公建立了奇功异勋，又是长寿者，渐渐地被尊奉为能祛除百病百灾、福佑民众的神，所谓"姜太公在此，百无禁忌"。他寿至 96 岁而终，后人总结他长寿的秘诀是"动静结合，天人合一"，而这一秘诀集中体现在他的垂钓中。姜太公将钓鱼作为养生之术，他几十年如一日，只要一有空便持竿傍溪，静观水天一色。钓鱼实为形式，他那无饵直钩能钓鱼的理论，正说明了他"钓鱼是假，赏鱼是真"的淡泊利禄养生观。正是在众人千方百计要多钓鱼、钓大鱼之际，他却静观鱼群绕钩而乐。祖国医学认为，长时间沐浴在大自然的怀抱，天人合一，有利于机体的新陈代谢，特别是有利于改善大脑和中枢神经系统的生态功能。垂钓虽无饵，但抛钩观浮，一览群鱼绕直钩而过，再抬竿提线另抛，这一起一立、一提一抛，正好使四肢、手腕、脊柱得到了全面的活动伸展，起到了舒筋活血的作用。而静观鱼儿绕钩时则全神贯注、屏气凝神，两者一动一静，动静相兼，是运动平衡的统一。姜太公在垂钓中还磨炼了自己的毅力和耐性，使他养成了谋大业不求功名利禄的胸怀，从而以豁达、宽容、仁和获得了健康长寿。

孙思邈是隋唐时期的一位医药学家，被后人称为"药王"，他的不朽著作有《千金药方》。公元659年，他与唐朝政府合作完成了世界上第一部国家药典《唐新本草》。他不仅医术精湛，而且寿数很高，活了102岁。孙思邈健康长寿的"秘诀"在哪里呢？孙思邈说：老年人适当减小劳动强度是应该的，但不能一点劳动都不参加，越不劳动，劳动力丧失越快，器官组织萎缩衰退也越快。适当的体力劳动，如种花、扫地、散步、郊游、对弈、作画，或做一些力所能及的家务劳动，既活动筋骨，流畅气血，增强新陈代谢，还能通过这些活动开阔胸襟，陶冶性情，对身心健康非常有利。对运动方式，孙思邈主张老年人多散步，"行三里二里及三百二百步为佳。"经常散步对健康确实大有益处。能增强心脏功能，促进血液循环，减少高血压、心脏病的猝发和血管栓塞的发生，特别是"食毕当步行踌躇，则食易消"。散步能使胃肠蠕动增强，促进食物消化和吸收。

清朝第六位皇帝乾隆25岁登基，在位六十年，禅位后又任三年零四个月的太上皇，是中国历史上实际执掌国家最高权力时间最长的皇帝，也是中国历史上最长寿的皇帝。乾隆喜爱骑马射击，曾在避暑山庄几次皇家射箭比赛中大显身手。当上皇帝后，更以骑射为乐，直到80岁高龄时还去行围狩猎。乾隆常骑马射箭，活动量很大，无疑是一种锻炼身体的好办法。他还喜好旅游，"乾隆皇帝下江南"的故事几乎家喻户晓。乾隆一生中曾六次下江南，三次上五台山。不少名山大川、古刹佛界都留下了他的足迹。旅游既能锻炼身体，又能颐养心情，是一种很好的保健措施。乾隆好读书，善诗文。据说他一生作文1300多篇，写诗4万余首。乾隆还喜书法，写得一手好字，其字圆润遒丽，很有功底。每到一处，必有御笔垂青。西湖十景就是由他亲手题的碑。这些爱好对乾隆健脑、强身、养性，是大有益处的。乾隆寿至89岁，曾把自己的长寿秘诀归纳为16个字，即"吐纳肺腑，活动筋骨，十常四勿，适时进补"。

所谓"十常四勿"，即"齿常叩，津常咽，耳常弹，鼻常揉，睛常运，面常搓，足常摩，腹常施，肢常伸，肛常提；食勿言，卧勿语，饮勿醉，色勿迷"。由于有合理的养生方法，而且能够坚持如一，所以直到暮年，乾隆皇帝仍能身康体健。

科学家为探索运动与寿命的关系，进行了大量的研究。美国哈蒙德博士以40万中老年人为对象，发现进行运动的群体比不做运动的群体，无论任何年龄组，其死亡率都低。哈佛大学的研究人员从调查中发现，凡每周步行14.5公里以上，消耗热量超过3768.12千焦，相当于骑自行车6~8小时所消耗的热量，达到这个最佳运动量的人比不参加运动的人死亡率低50%以上。

运动可以促进新陈代谢，提高机体的免疫力，预防高血压、糖尿病、骨质疏松症等疾病，同时还有抗凝血、抗缺血、加强纤溶和对抗心律不齐等良好的作用。

但剧烈的、长期的大运动量和超负荷劳动，对人体健康则是有害的，会使身体的免疫系统受到损害，增加患病的风险，甚至降低寿命。

人的身体由小而壮，由壮而衰，由衰而老，由老而死，虽然这种自然规律不能改变，但我们可以通过适量的运动，把中间的过程拉长，延缓衰老，延长寿命，活出人生精彩。

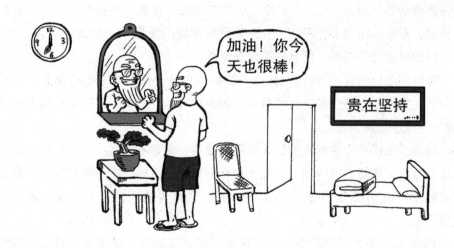

三、学会为人生画线

　　微小的变化很容易被忽视，但这些微小的量变积累，能成就惊人的质变。

　　一个小伙子初次到工厂做车工，师傅要求他每天"车"完三万个铆钉。一个星期后，他疲惫不堪地找到师傅，说：不干了，想回家。

　　师傅问他："一秒钟车完一个可以吗？"小伙子点点头，这是不难做到的。

　　师傅给他一块表，说："那好，从现在开始。你就一秒钟车一个，别的都不用管，看看你能车多少吧。"小伙子照师傅说的慢慢干了起来，一天下来，他不仅圆满完成了任务，而且居然没有累着。

　　师傅笑着对他说："知道为什么吗？那是你一开始就给自己心里蒙上了一层阴影，觉得三万是个多么大的数字。如果这样分开去做，不就是七八个小时吗？"小伙子恍然大悟。

　　的确，如果一个目标大得让人看不到边界，感知不到尽头，那我们就会怀疑这个目标，怀疑自己的能力。把大目标分解成小目标，把不可视的大工程分解成触手可及的砖瓦泥石，对于习惯于眼见为实的我们来说，是惊喜，是能行。

　　1968年，罗伯·舒乐博士立志在加州用玻璃建造一座水晶大教堂，但教堂的预算为700万美元。这是一个超出舒乐博士能力范围甚至超出其理解范围的数字，但在当天晚上，他拿出一张白纸，在最上面写出"700万美元"，然后又写下了十行字：

　　寻找1笔700万美元的捐款。

寻找 7 笔 100 万美元的捐款。

寻找 14 笔 50 万美元的捐款。

寻找 28 笔 25 万美元的捐款。

寻找 70 笔 10 万美元的捐款。

寻找 100 笔 7 万美元的捐款。

寻找 140 笔 5 万美元的捐款。

寻找 280 笔 2.5 万美元的捐款。

寻找 700 笔 1 万美元的捐款。

卖掉 10000 扇窗，每扇 700 美元。

最终他成功了，1980 年 9 月，历时 12 年，可容纳一万多人的水晶大教堂竣工，成为世界建筑史上的奇迹与经典，也成为世界各地前往加州的人必去瞻仰的胜景。

"合抱之木，生于毫末；九层之台，起于垒土；千里之行，始于足下。"绳索牵牵拉拉，虽然柔软无力，但终可将木头锯断；水珠滴滴答答，虽然微不足道，但终会把石头滴穿。无论多么微小的力量，只要坚持，终将成为奇迹。

学会为人生画线，梦想并不遥远！

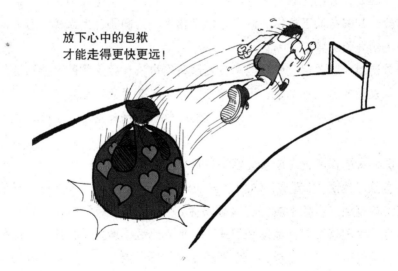

放下心中的包袱
才能走得更快更远！

四、欲望不可狂

在生活当中，人人都有欲望，比如都希望自己丰衣足食，都想过美满幸福的生活，都渴望有一定的社会地位……正如民间流传的《十不足诗》所述："终日奔忙为了饥，才得饱食又思衣。冬穿绫罗夏穿衫，堂前缺少美貌妻。娶下三妻并四妾，又怕无官受人欺。四品三品嫌官小，又想面南做皇帝。一朝登了金銮殿，却慕神仙下象棋。洞宾与他把棋下，又问哪有上天梯。若非此人大限到，上到九天还嫌低。"

这首诗对那些欲望过盛者的恶性发展写得淋漓尽致。物欲太盛造成的灵魂变态，其表现就是永不知足，没有家产想家产，有了家产想当官，当了小官想大官，当了大官想称帝，称了帝后想成仙……最终精神上永无宁静，生活上永无快乐。

俄国伟大的作家托尔斯泰曾经讲过这样一个故事：有一个人想得到一块土地，地主就对他说："清早，你从这里往外跑，跑一段就插个旗杆，只要你在太阳落山前赶回来，插上旗杆的地都归你。"那人就不要命地跑，太阳偏西了还不知足。太阳落山前，他是跑回来了，但人已经精疲力竭，摔了个跟头就再没起来。于是有人挖了个坑，就地埋葬他。牧师在给这个人做祈祷时说："一个人要多少土地呢？就这么大。"

物欲永不知足是一种病态，其病因多由权力、地位、金钱、美色之类而引发。这种病态如果发展下去，就是贪得无厌，其结局是自我爆炸，自我毁灭。

2000 年 3 月 8 日，南昌市中级法院固定刑场上一声枪响，结束了大贪官、原江西省副省长胡长清罪恶的一生。在胡长清落入法网后，他那 80 岁高龄的老母曾痛心疾首地哭号："麻阳佬（胡长清的小名）呀麻阳佬，你要那么多钱干什么？钱多了，不要你的命吗？"老人心里明白，一味贪赃必遭报应，昭昭国法岂容践踏，你是自己害了自己。

有一家省级监狱医院，就诊者中不少是正在服刑的犯罪分子，其中贪污受贿、挪用公款的占了总人数的 30% 左右。一天，一名因受贿而被判 16 年徒刑的李某对护士长说："护士长，我想和你聊聊天，可以吗？"护士长回答他："行啊，可以随便聊，只要你愿意，我又有时间。"

这位李某在位时一味贪赃又腐化，除了利用职务之便捞了 500 多万元赃款之外，还占有 3 位"情人"，案发后不但赃款全部被收缴，赃物被拍卖，"情人"们反戈一击，就连他的妻子也和他脱离了婚姻关系。他除了到监狱服刑，还在巨大的精神压力下患了严重的高血压、糖尿病、神经衰弱症和肝硬化等疾病。按他的话说，这就是腐败腐化、无法无天的结果——领刑入监，疾病缠身，生不如死。

"护士长，我真傻，当着处长，每月收入近 6000 元，却还在受贿，结果把自己弄进了牢房。其实呢，我的生活费只有月收入的 30% 就够了，我贪那么多钱干什么呀，不是把自己害惨了吗？"接着，他又说："在痛定思痛中我发现，人的无穷欲望——我说的是贪婪，不但是事业的大敌，也是健康的大敌。"

是啊，古往今来，被难填的欲壑所葬送的贪婪者，不计其数。失去控制的欲望必然走向疯狂，其结果是害己、害家庭、害社会。

其实，我们每一个人所拥有的财物，包括房子、车子、票子、位子……无论是有形的，还是无形的，都应该适可而止，不可过分占有；都应该取之有道，不可非法攫取。"身外物，不奢恋"，它不但是超越世俗的护身之宝，也是开创未来的大智大慧。谁能做到这一点，谁就会活得轻松，过得自在，睡得安稳，玩得开心。身上修筑的这个无形"盾牌"，还可以改变体内免疫状态，保护心脏和血管不受损害，促进健康长寿。

托尔斯泰曾说："欲望越小，人生就越幸福。"这话，蕴含着深邃的人生哲理。常修从政之德，常怀律己之心，常思贪念之害，常戒非分之想，这应该成为我们自省的常态。让我们都铲除过多的欲望吧，多一些劳作，少一些安逸；多一些快乐，少一些烦恼；多一些轻松，少一些忧愁。切记，有些失误我们可以从头再来，有些错误则无法回头，甚至要付出终生悔恨的代价。

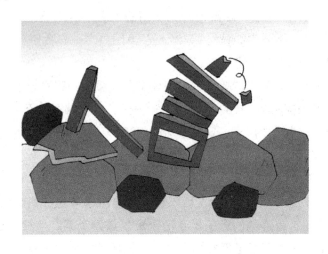

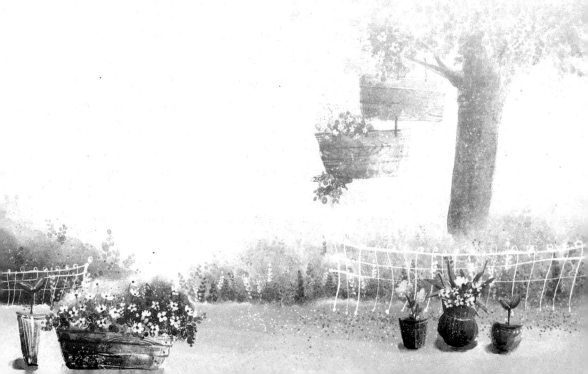

五、生命在于柔韧度

科学研究发现，心脏的强弱是左右寿命长短的重要因素，而反映呼吸和循环系统功能活动水平的一个重要指标是看心跳数。每克体重的能量代谢，小动物要比大动物多，小动物的呼吸、循环也较剧烈。例如，体重150吨的鲸鱼，1分钟的心跳数是9次，重3吨的象是46次，60公斤的人是70次，1.3公斤的猫是240次，8克重的煤山雀是1200次。心跳数越少，心脏休息的时间就越长。因此，动物越大，寿命也越长。

1分钟的心跳数与动物的寿命成反比，这种动物界的法则也适用于人类。即心跳数越少的人，寿命也就越长。经常参加锻炼的人，心跳徐缓有力，心脏的舒张期延长，心肌可以得到充分的休息。例如，心跳数少的锻炼者同心跳数多的非锻炼者相比，假如非锻炼者安静时1分钟心跳数是70次，一天心跳数是70次×60分×24小时＝100800次。如果人的平均寿命是70岁，一生中心跳数就是100800次×365天×70年＝2575440000次。这就是说，非锻炼者70年中的心跳数大概是25.8亿次。而锻炼者1分钟的心跳数平均在60次左右，比非锻炼者每分钟要少跳10~20次。假设锻炼者安静时的心跳数1分钟是60次，在70年中的心跳数是：60次×60分×24小时×365天×70年＝2207520000次。也就是说，70年约跳22亿次。但锻炼者运动时要花时间，如果一天运动时间为1小时，运动时平均心跳数每分钟为150次，那么一天的心跳数就是91800次。因而锻炼者70年中的心跳数是：91800次×365天×70年＝2345490000次，大约是23.5亿次，比非锻炼者一生中（70年）的心跳数少 2.3 亿次。

假设人的一生中全部心跳数相等，已知非锻炼者的 70 年中心跳数是 25.8 亿次，锻炼者的寿命就是 77.2 岁。这就是说，锻炼者比非锻炼者大约多活 7.2 岁。

当然，锻炼者一天的活动量远比非锻炼者要多。因此，上述简单的计算也许不太合适。但心脏贮备能力高的锻炼者比非锻炼者寿命长，却是肯定的。大量研究表明，非锻炼者的心容量只有 600~700 毫升，而积极锻炼者的心容量一般超过 1000 毫升，优秀运动员的心容量可达 1300~1400 毫升。非锻炼者安静时的心率为 70~80 次/分，运动员的心率为 50~60 次/分，因此，非锻炼者的心脏每小时要比运动者的心脏多工作 1200 次，一天多工作 29000 次，一年则要多工作 1050 万次。可见，非锻炼者心脏的负荷要比运动员大得多。

上述数据说明，生命在于运动。但无论什么运动，应适可而止，太激烈或超量的运动，如各种竭尽全力的运动竞赛，对身体无疑是一大伤害，也会加剧身体一些器官的磨损和一些生理功能的失调，甚至缩短寿命。例如，有一家保险公司对 6000 名已故运动员的平均寿命进行统计，发现只有 50 岁，其中大多为运动过量所致。

究竟什么样的运动最好呢？有助于身体柔韧度锻炼的运动最好，但我国的中老年人，尤其是男性，健身中大多忽视了柔韧度锻炼。经常进行柔韧度锻炼，能扩大关节韧带的活动范围，有利于提高身体的灵活性和协调性，在意外事故发生时有可能避免和减轻损伤；柔韧度锻炼可使僵硬的肌肉得到松弛，防止肌肉痉挛，减轻肌肉疲劳；柔韧度锻炼通过加强肌肉韧带的营养供应，延缓肌肉韧带的衰老，减轻皮肤的松弛。

柔韧度锻炼还能延缓血管壁弹性下降，对于防控动脉硬化、高血压等有较好的效果。我们的血管就像厨房洗菜盆下面的软管，经常吃油腻的食物会使管壁越来越厚，管径越来越小，弹性越来越弱。而血管不能像厨房的软管可以随便更换，改变这种状况的一个办法就是练习柔韧性，使血管来回伸折，如此可以使血管弹性增加，管径扩大，管壁变得有弹性。我的父母都有高血压，特别是母亲 40 多岁就开始吃降压药到如今。为了预防高血压，本人坚持柔韧度锻炼，至今血压很正常。

柔韧度是指人体各关节活动的幅度，是肌肉、血管和韧带的伸展能力，是身体健康素质的重要组成部分。它主要取决于骨的结构、关节周围组织的体积，跨过关节的韧带、肌腱、肌肉、皮肤的伸展性和弹性。柔韧性得到充分发展后，人体关节的活动范围将明显加大，关节灵活性也将增强。这样做动作更加协调、准确、优美，同时在体育活动和日常生活中可以减少由于动作幅度加大、扭转过猛而产生的关节、肌肉等软组织的损伤。

现代人出门以车代步，做家务活由机器代劳，体力劳动越来越少，不少人40岁就腿伸不直，腰弯不下，这就是筋缩导致柔韧度下降的表现。我们可以自查：弯腰时腰酸吗？蹲下时顺利吗？行走时脚跟部位的筋有放射性牵引痛感吗？直立弯腰双手能碰到脚尖吗？仰卧起坐困难吗？如果你有上述问题，你可能出现"筋缩症"了，说明你的身体柔韧性不好。研究表明，65岁以上老人的意外死亡，有75%与跌跤有关，且年龄越大，跌跤后骨折、致残率和病死率均越高。对于柔韧度好的人来讲，其平衡能力强，不易跌跤，即便跌跤也不易发生骨折。

提高柔韧度的运动有体操、武术、跆拳道、空手道、瑜伽、普拉提、花样溜冰、舞蹈、游泳等。平时闲来无事时可以踢毽子、压腿扭腰、转动手臂、前后扩胸、前屈后伸、仰卧起坐、挤眉弄眼、摇头晃脑、做广播操、左右腰部侧弯回旋、反复深蹲站起，在运动的同时放松身体和大脑。只要记住"生命在于柔韧度"、"筋长一寸，寿延十年"，我们就会努力寻找到增强自我身体柔韧度的办法了。

柔韧度需长时间不间断的练习才会有大幅度的提高。练习时要注意循序渐进，被牵拉的肌肉韧带有轻微不适感即可，不能急于求成。

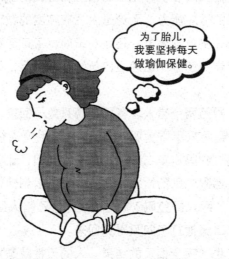

六、你的心态健康吗

健康心态是指个体能够恰当地评价自己、应对日常生活中的压力、有效率地工作和学习、对家庭和社会有所贡献的一种良好状态。健康心态首要的标志是热爱生活，珍爱生命，感觉生活充满了乐趣和阳光。这种对生活的热情，不仅表现为积极工作，勤奋学习，热心家务，还表现在注重体形的健美锻炼与面容的修饰。健康心态的第二个标志是情绪稳定，即不管面对怎样的逆境，遭受怎样的打击都能保持愉快的心境、充沛的精力和奋发向上的朝气。健康心态的第三个标志是有较强的适应能力。无论是生活在喧嚣的城市，还是生活在边远山区；无论是坐在办公室处理公务，还是在田间、工厂劳动，都能迅速按环境的变化调整生活的节奏，使身体迅速适应新的环境需要，不至于给健康带来不良影响。

有一个小故事：甲乙两个猎人，各猎得两只兔子回家，甲的妻子看见冷漠地说："你一天只打到两只小野兔吗？真没用！"甲猎人很不高兴，心里埋怨起来，你以为很容易打到吗？第二天他故意空手而回，让妻子知道打猎是件不容易的事情。乙猎人遇到的则恰恰相反，他的妻子看到他带回来两只兔子，欢天喜地，"你一天打了两只野兔吗？真了不起！"乙猎人听了满心喜悦，心想两只算什么，结果第二天他打了四只野兔回来。

两句不同的话产生了完全相反的结果。人的天性就是喜欢自己主动做一些事情，而不是被动地去应付。赞美就有这样神奇的效果。

张、李两户人家是邻居，但各自家庭的气氛却大不相同。张家的人相处得融洽幸福，而李家的人却常闹得鸡犬不宁。

有一天，李家的人忍不住来问张家的人："你们一家人为什么从来就不吵架，是什么让你们能这样和睦相处呢?"张家的人答道："答案很简单，因为我们家的人都认为是自己做错了事，而你们家却认为是他人做错了事。"

"这是什么道理呢?"李家的人不解地问道。

"举例来说，如果在你们家放在桌子上的碗被摔坏了，把碗打破的人会理直气壮的嚷：'是谁把碗乱摆在这里?'而放碗的人又不甘示弱地反驳：'是我摆的，但你为什么不小心把它给打破了?'两个人彼此不肯退让，当然就会吵架了。可是如果在我们家的话，谁不小心打破了东西，就会主动道歉：'是我一时疏忽打破了。'而放的人也会笑着回应：'是我大意了，我不该把它放在这里。'于是大家在自责中反省自己的失误，不会怨天尤人。"

你敬人一尺，人敬你一丈。适度的发怒对人的身心健康有好处，但是如果怒气过盛或经常性发怒，就会给身心健康带来危害。现代医学研究表明，当人在盛怒的时候，能够强烈地刺激人体内各组织器官，让心脏跳动加快，导致心肌缺血，血压也会急速地升高，并且破坏神经系统的正常运行，严重危害身体的健康。

深刻理解并践行以下 100 句话，将会改变我们的人生。

1. 宁可清贫自乐，不可浊富多忧。

2. 一个人的快乐，不是因为他拥有的多，而是因为他计较的少。

3. 生气，就是拿别人的过错来惩罚自己，惩罚别人。

4. 罗马的恺撒大帝，威震欧亚非三大陆，临终前告诉侍者说："请把我的双手放在棺材外面，让世人看看，伟大如我恺撒者，死后也是两手空空。"

5. 择善人而交，择善书而读，择善言而听，择善行而从。

6. 处事不必求功，无过便是功。为人不必感德，无怨便是德。

7. 当事情无法摆脱，那就勇敢地面对。既然帷幕已经拉开，那就愉快地演出。

8. 当你感到事情不顺的时候，不要一味埋怨运气不好；要让运气变好，首先应该让自己的心情变得愉快。

9. 责人之心责己，恕己之心恕人。

10. 敢对自己下狠心，不为后退找借口，人不逼自己一把，永远不会知道自己有多优秀。

11. 势不可使尽，福不可享尽，便宜不可占尽，聪明不可用尽。

12. 滴水穿石，铁杵成针，不是力量大，而是工夫深。

13. 平生不做皱眉事，世上应无切齿人。

14. 须交有道之人，莫结无义之友。饮清静之茶，莫贪花色之酒。开方便之门，不多是非之口。

15. 一桩完美的婚姻存在于"瞎眼"妻子和"耳聋"丈夫的包容之中。

16. 婆媳和谐相处要诀：视婆婆为母亲，不以母亲的优点对比婆婆的差距。把儿媳当女儿，忌用女儿的长处寻找儿媳的不足。

17. 世上有两件事不能等：一是孝顺，二是行善。

18. 天道酬善，地道酬勤，世道酬和，业道酬精，人道酬诚。

19. 只有一个时间是最重要的，那就是现在。因为它是我们唯一有所作为的时间。

20. 善有善报，恶有恶报。诸恶莫做，众善奉行。莫以善小而不为，莫以恶小而为之。

21. 人间自有公道在。一个人不论贫富贵贱，有良心，就会安心一生。否则，难免背上心灵的十字架，死不瞑目。

22. 傻子自以为聪明，但聪明人知道他就是个傻子。

23. 存平等心，行方便事，则天下无事。怀慈悲心，做慈悲事，则心中太平。

24. 方向比速度更重要，态度比能力更重要，方法比知识更重要，行动比构想更重要。

25. 咖啡是苦还是甜，不在于怎么搅拌，而在于是否放糖；人生是喜还是悲，不在于怎么抱怨，而在于能否超越。

26. "恶"，恐人知，便是大恶。"善"，欲人知，不是真善。

27. 宁可人负我，切莫我负人。处世须三思，第一莫欺心。

28. 在没有观众的时候，需要孤芳自赏的勇气与死心塌地的坚持，才会等待发光的一刻。

29. 走正直诚实的道路，会有一个问心无愧的归宿。

30. 五官刺激，不是真正的享受；内心安详，才是追求之根本。

31. 人为善，福虽未至，祸已远离；人为恶，祸虽未至，福已远离。

32. 静以修身，俭以养德。不德者不善，不善者不康，不康者不寿。

33. 成功在有心，当把"自我满意"作为做事的态度和要求时，成功就不太遥远了。

34. 人走茶凉，换人换热茶，这是人生常态。故此，当一个人退休（位）后，适时放手，恰好转身，不必在意人走茶凉，而是要倒掉凉茶，用杯子装进新的快乐。

35. 世上没有白吃的苦。每吃一份苦，就会为自己未来的成功积攒一点儿本钱，也会为自己的身体健康奠定一点儿基础。

36. 我们很容易知道一个梨里面有多少粒种子，但很难知道一粒种子可以结出多少个梨。

37. 越称赞，一些事愈加值得你称赞；越抱怨，有些事愈让你不满而更加抱怨。

38. 人生至恶是善谈人过，人生至愚是恶闻己过。

39. 与朋友交往最好的效果是：快乐有人分享，痛苦有人分担，迷惘有人指点，困难有人帮忙，忧伤有人安慰，气馁有人鼓励。

40. 妻贤夫祸少，子孝父心宽。儿孙自有儿孙福，莫为儿孙做远忧。

41. 静坐常思己过，闲谈莫论人非。能受苦乃为志士，肯吃亏不是痴人。敬君子方显有德，怕小人不算无能。退一步天高地阔，让三分心平气和。欲进步需思退步，若着手先虑放手。如得意不宜重往，凡做事应有余步。持黄金虽为珍贵，知安乐方值千金。事临头三思为妙，怒上心忍让最高。

42. 征服世界，并不伟大。能征服自己，才是世界上最伟大的人。

43. 能把自己的欲望降到最低点，把自己的理性升华到最高点，就是圣人。

44. 我们的人生要走很多路，有一条路不能拒绝，就是成长之路；有一条路不能迷失，就是信念之路；有一条路不能停滞，就是奋斗之路；有一条路不能回头，就是放弃之路；有一条路不能忘记，就是回家之路。

45. 即使受伤也要好好活着，这是送给自己最好的礼物。

46. 诽谤别人，就像含血喷人，先污染了自己的嘴巴。

47. 恨别人，痛苦的却是自己。

48. 如果道德败坏了，趣味也必然会堕落。

49. 忍耐，表现在外，是低头下视，平心静气；表现在内，是蕴藉隐忍，厚积薄发。

50. 改变自己，是自救；影响别人，是救人。

51. 天堂与地狱的感知并无明确的界限，都是由自己来建造，由心态来彰显。

52. 谁人背后无人说，哪个人前不说人。一个人从出生之日到死亡之时，都会有人在议论。

53. 一日之计在于晨，一年之计在于春，一生之计在于勤，一家之计在于和。

54. 成功，不是一个人的第一，而是所有人的超越。

55. 落难需要忍耐，忍耐孕育希望。忍耐是一种毅力，是一种品格，更是希望诞生的酵母。

56. 见己不是，万善之门。见人不是，诸恶之根。

57. 学一分退让，讨一分便宜；增一分享受，减一分福泽。

58. 历史无法选择，现实可以把握，未来能够开辟。

59. 善人行善，从乐入乐，从明入明。恶人行恶，从苦入苦，从冥入冥。

60. 改变别人，不如先改变自己。原谅别人，也就是善待自己。

61. 世间最浪漫的事，就是陪着心爱的人在一起慢慢变老的人生路上，收藏点点滴滴的酸甜苦辣，共同回忆岁月长河中的欢笑和泪水。

62. 苦口常为良药，逆耳必是忠言；改过能添智慧，护短心内非贤。

63. 你目前拥有的，都将随着你的死亡而成为他人的，那为何不现在就布施给真正需要的人呢？

64. 人之所以痛苦，往往在于追求错误的或得不到的东西。

65. 人生最大的敌人是自己，最后悔的愚蠢是欺骗，最危险的境地是贪婪，最烦恼的事是争名利，最大的破产是绝望，最重的罪过是杀生。

66. 欲不可纵，纵欲成灾；乐不可极，乐极生悲。

67. 寡言养气，寡事养神，寡思养精，寡念养性。

68. 每个人的内心，都有善与恶两种力量在交织。让善良之火燃烧，就能战胜罪恶之火。

69. 感激伤害你的人，因为他磨练了你的心志；感激欺骗你的人，因为他增进了你的智慧；感激中伤你的人，因为他砥砺了你的人格；感激鞭打你的人，因为他激发了你的斗志；感激遗弃你的人，因为他教导你该独立；感激绊倒你的人，因为他强化了你的双腿；感激斥责你的人，因为他提醒了你的缺点。

70. 凡夫迷失于当下，后悔于过去。圣人觉悟于当下，解脱于未来。

71. 明知山有虎，莫向虎山行。人不劝不善，钟不打不鸣。

72. 上苍是公平的，它安排的每一步都有其深意，所有今日之苦都会成为未来幸福之基础。所以，当你想流泪时，请先微笑；能够微笑，未来才有希望。

73. 以一颗平平常常的心，做好平平凡凡的事，享受平平淡淡的生活，度过平平安安的一生，这就是成功。

74. 人生可能平淡，甚至黯淡，而信念则是照亮人生的一盏明灯，是一个健全的心灵最不可或缺的成分。

75. 寒山问拾得：世人有人谤我、欺我、辱我、笑我、轻我、贱我，我当如何处之？拾得曰：只要忍他、避他、由他、耐他、不要理他，再过几年，你且看他。

76. 自卑者之所以自卑，是因为他常常拿自己的短处去和别人的长处相比。要想改变这一点其实很容易：只看你所有的，不看你没有的！

77. 恶是犁头善是泥，善人常被恶人欺。铁打犁头年年坏，未见田中换烂泥。

78. 不惜光阴过时悔，黑发不学白发悔，酒色赌博致祸悔，安不将息病时悔，官行贿赂致罪悔，富不勤俭贫时悔，不孝父母老时悔，遇难不帮有事悔，动不三思临头悔，盲目草率错时悔。

79. 你能把"忍"功夫做到多大，你将来的事业就能成就多大。

80. 有一种人只做两件事：你成功了，他妒忌你；你失败了，他笑话你。

81. 人越是得意的事情越爱隐藏，越是痛苦的事情越爱小题大做。

82. 是非以不辩为解脱，烦恼以忍辱为智慧，办事以尽力为有功。

83. 人生的意义不在于拿一手好牌，而在于打好一手坏牌。

84. 人生所有的问题，都靠成功来解决。人生所有的成功，都靠成长来解决。人生所有的成长，都靠学习来解决。人生所有的学习，都靠自己来解决。

85. 三人行，必有我师；三剑客，必有一强；三角恋，必有一伤。

86. 话多不如话少，话少不如话好。得理要饶人，理直气要和。

87. 人有两只平行的眼睛，所以应当平等看人；人有两只分在两边的耳朵，所以不可偏听一面之词；人虽只有一颗心，然而有左右两个心房，所以做事不但要为自己想，也要为他人想。

88. 不要为打翻的牛奶而哭泣。如果事情已经够糟糕了，就不可再用悲伤、抱怨把它变得更糟。心若在梦也就在，重新开始一次，相信你会把它做得更好！

89. 节欲戒怒，是保身法；收敛安静，是治家法；随便自然，是省事法；行善修心，是出世法。守此四法，结局通达。

90. 包容既不是懦弱也不是忍让，而是察人之难，补人之短，扬人之长，谅人之过；它不会嫉人之才，鄙人之能，讽人之缺，责人之误。包容是一种善待生活、善待他人的境界，也是一种修养和美德。

91. 远水难救近火，远亲不如近邻。街坊理应多来往，相助不忘邻里亲。

92. 逢人且说三分话，未可全抛一片心。画虎画皮难画骨，知人知面不知心。

93. 在奋进的路上，要敢于尝试，不怕犯合理性错误。如果你只是等待，发生的事情只会是自己变老。

94. 多门之室生风，多言之人生祸。

95. 墙有逢，壁有耳。好事不出门，恶事传千里。

96. 君子量大，小人气大；君子不争，小人不让；君子和气，小人斗气；君子助人，小人伤人。

97. 人生犹如赛场，上半场按学历、权力、业绩、薪金比上升；下半场依血压、血脂、血糖、尿酸比下降。上半场顺势而为，由命；下半场事在人为，认命。两场都能赢，才是圆满人生。

98. 今天再大的事，到了明天就是小事；今年再大的事，到了明年就是故事；今生再大的事，到了来世就是传说。时间会改变一切。

99. 请学会接纳，接纳我们的遗传，接纳我们的性别，接纳我们的长相，接纳我们的清贫，接纳……这是我们人生的一部分。只有接纳自我，正视现实，才能以一种平和的、富有创造性的心态去面对社会，面对未来，面对他人；才能敢于与他人敞开心扉，交流思想，交流情感，去构思和创造未来世界！

100. 沏的茶会有两种状态，浮、沉；饮茶人不过两种姿势，拿起、放下。人生如茶，沉时坦然，浮时淡然，拿得起，也需要放得下。

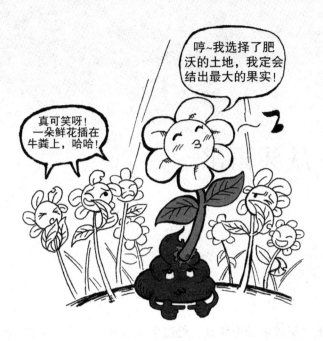

七、从头再来

卡莱尔是英国著名的史学家，经过多年的呕心沥血，《法国大革命史》的全部文稿总算完成了。长出一口气后，他把这部巨著寄给了他的朋友米尔阅读，希望对方能批评指教。不想隔了几天，米尔突然脸色苍白浑身颤抖地跑来告诉他：整部《法国大革命史》的原稿，除了几张另加散页外，已经全部被他家里的女佣当成废纸，丢入火炉化为灰烬了。顿时，卡莱尔如雷轰顶，因为在写这部书的时候，他总是每写完一章，就把原来的笔记扔掉。此时整部书稿没有留下任何记录。

怎么办？一时间，卡莱尔呆呆地坐在桌前，不知所措。但不一会儿，朋友米尔发现他的脸色慢慢地舒展开来，然后，他从抽屉里抽出了一大叠稿纸铺在桌上，再然后，他拿起了笔，决定重新写一遍。"这一切，就像小学时我把笔记簿拿给老师批改，老师说：'不行！孩子，你得重写，以便写得更好些！'"他对米尔说。

现在，我们读到的《法国大革命史》，就是卡莱尔重新写的那一部。

"心若在梦就在，天地之间还有真爱，看成败人生豪迈，只不过是从头再来。"读完这个故事，让我们内心一直回响起的是这四个字——"从头再来"。

人生起起伏伏，我们不能抗拒失败，当一切回到原点，思绪重新沉淀，我们是选择原地停留，还是重新出发？

曾有一个有趣的实验，生物学家把鲹鱼和鲦鱼放进同一个玻璃器皿内，然后用玻璃板把它们隔开。开始时，鲹鱼兴奋地朝鲦条进攻，渴望能吃到自己最喜欢的美味，可每一次它都"咣"地碰在玻璃板上，不仅没有捕到鲦鱼，反而把自己碰得晕头转向。

碰了几十次壁后，鲅鱼沮丧了。当生物学家轻轻地将玻璃板抽去之后，鲅鱼对近在眼前唾手可得的鲦鱼却视若无睹，即使那肥美的鲦鱼一次次地擦着它的唇鳃不慌不忙地游过，即使鲦鱼的尾巴一次次扫过它饥饿而敏捷的身体，碰了壁之后的鲅鱼却再也没有了进攻的欲望和信心。

几天后，鲦鱼因有生物学家供给的鱼料依然自由自在地畅游着，而鲅鱼却已经翻起雪白的肚子漂浮在水面上了。

美食本来张嘴可得，可鲅鱼却饥饿而死，这的确可悲可叹。然而，生活中的我们是否也当过那一条"鲅鱼"呢？是否有过一次轻轻地碰壁而止步不前、一点点风浪而弃船上岸、一次小小的打击而放弃了一切的梦想和努力……

已故影星玛丽莲·梦露曾经说过一句名言："如果你不能应付我最差的一面，你也不配得到我最好的一面。"同样，对于人生，如果我们没有勇气去面对它最糟糕的一面，那我们又怎么配拥有它最美好的一面呢？如果没有比现在更糟糕的情况，那么从头再来还有什么可怕呢？

从头再来，我们需要"一蓑烟雨任平生"的乐观，需要"长风破浪会有时，直挂云帆济沧海"的勇敢，需要"天生我材必有用，千金散尽还复来"的自信。带上乐观，带上勇敢，带上自信，微微一笑告诉上帝："你好，我又来了，请多多指教！"

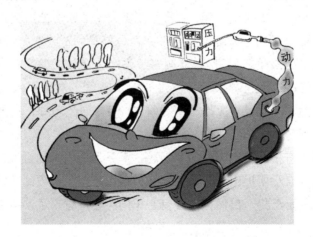

八、化解窘境靠妙语

在生活中，遇到使人为难、害羞甚至难堪的困境怎么办，是怒不可遏？沉默寡言？逃避？纠结？沮丧？还是巧妙地用智慧化解？

一次，英国一家电视台采访作家梁晓声，采访记者四十多岁，是一位老练机智的英国人。采访进行了一段时间后，他让摄像停了下来，走到梁晓声跟前说："下一个问题，希望您做到毫不迟疑地用最简短的一两个字，如'是'与'否'来回答。"梁晓声点头认可。遮镜板"啪"的一声响，这位记者的录音话筒立刻就伸到梁晓声嘴边，问："没有文化大革命，可能不会产生你们这一代青年作家，那么文化大革命在你看来究竟是好是坏？"梁晓声略为一怔，未料到对方的提问竟如此之"刁"，分明有"诓"人上当之意。他灵机一动，立即反问："没有第二次世界大战，就没有以反映第二次世界大战而著名的作家，那么您认为第二次世界大战是好是坏？"回答如此巧妙，英国记者不由一怔，摄像机立即停止了拍摄。

梁晓声没有直接回答记者提出的问题，而是运用类比的方法攻击对方，既然对方无法回答自己所提出的问题，那么，自己也就无需再回答记者了。记者受到了反问，手足无措，自然再也没有心思向梁晓声进攻了，梁晓声也就彻底地解了围。

真正的强者总能运用自己的聪明才智，及时而巧妙地使自己由被动转为主动，更使那些原本不妙的事变得别有情趣。

一位美国记者在采访周恩来总理的过程中，无意中看到他桌子上有一支美国产的派克钢笔。那位记者便以带有几分讥讽的口吻问道："请问总理阁下，你们堂堂的中国人，为什么还要用我们美国产的钢笔呢？"

周恩来听后，风趣地说："谈起这支钢笔，说来话长，这是一位朝鲜朋友的抗美战利品，作为礼物赠送给我的。我无功受禄，就拒收。朝鲜朋友说，留下做个纪念吧。我觉得有意义，就留下了这支贵国的钢笔。"

美国记者一听，顿时哑口无言。他的本意是想挖苦周总理：你们中国人怎么连好一点的钢笔都不能生产，还要从我们美国进口。没想到周总理说这是朝鲜战场的战利品，反而使这位记者丢尽颜面，这不禁让人想起"搬起石头砸自己的脚"一词。

有时妙语还有救命之用。一次，乾隆和纪晓岚在野外散步聊天。乾隆突然问道："纪卿，'忠孝'之义何解？"纪晓岚回答："禀告皇上，君要臣死，臣不得不死，谓之忠；父要子亡，子不得不亡，谓之孝！"乾隆又说："嗯，说得好，现在，朕想以君的身份要你去尽忠，怎么样？"纪晓岚一惊，随之答道："臣遵旨！"说完就走了，乾隆当然知道纪晓岚不会去死，不过也想看看他是如何为自己解围的，于是静观其应对办法。

不一会儿，纪晓岚回来了，乾隆问道："你怎么没死，没尽忠啊？"

"我刚才想跳河尽忠，恰好碰到屈原了，他不让我死！"

"此话什么意思？"

"我去到河边，正要往下跳时，屈原从水里向我走来，他说：'晓岚，你为什么要这样呢？我那时跳河自尽，是因为当时楚怀王昏庸无能；而你现在，听说是开明盛世啊！这样吧，你先回去问一问皇上，看他说是不是昏庸无能，如果说是，你再来跳河，我等你！'这样，我就回来问您了！"

乾隆听后，放声大笑连连称赞："好一个如簧之舌，真不愧为当今雄辩之才啊！"

纪晓岚可谓聪明绝顶，能巧妙地借屈原为自己找到一个解脱困境的理由。假借他物摆脱困境，"他物"无论是言语还是实体，都要在此时此刻具有一定的权威性和震撼力。

睿智妙语就是用急中生智和灵活的思维，化解窘境，破除敌意，缓和气氛。这是一种大智慧，即申明立场，又不伤和气。这种大智慧，不能靠"突发奇想"或"灵机一动"，而是需要平时一点一滴地积累人文社科知识，需要丰富的人际沟通和心理透析能力。而如果多学多练，每个人都会得到提高。

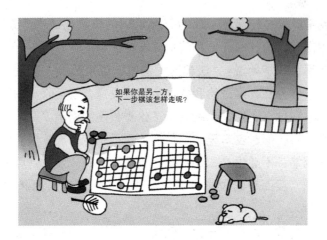

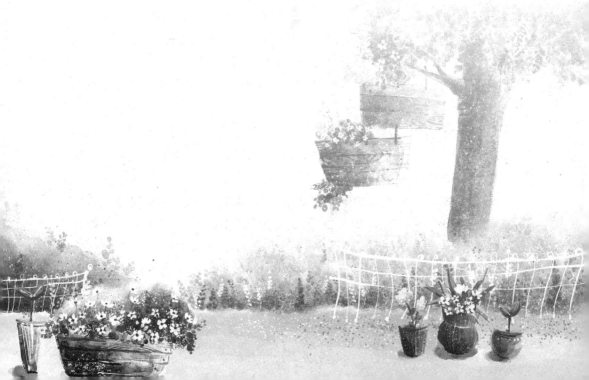

九、身体的用进废退理论

现代人常常上下楼乘电梯，出门坐汽车，上班用电脑，下班玩手机，家务活有洗衣机、洗碗机等代劳。高科技产品让我们从繁重的体力劳动中解放了出来，使得我们消耗的体内能量越来越少。但你是否知道，体力劳动越少，身体功能就越退化。

第一个提出进化学说的法国著名生物学家拉马克，提出了"用进废退"理论，即人的任何器官，使用的次数多了，这个器官或者组织就会进化；如果不使用或者很少使用它就会退化。

尽管拉马克用"用进废退"理论在解释物种的遗传与进化现象时受到一部分学者的质疑，但他用"用进废退"理论说明运动与身体功能的关系，确是有理有据的。

养过小鸟的人知道，在笼子禁锢了一段时间之后，小鸟的飞行速度将变得非常慢。如果是一出生便圈养的话，有些小鸟甚至不会飞。有人做过比较研究，发现家兔、家鸭、普通的马、家狗和没有经过训练的人的心脏重量远不如野兔、野鸭、赛马、猎狗和经过锻炼的人。

不同运动刺激物种的心肌重量（克/千克体重）

家兔	2.4	野兔	7.7
家鸭	6.9	野鸭	11.0
普通马	6.0	赛马	11.5

续表

家狗	5.0	猎狗	11.0
普通人	4.8	运动员	8.0

意大利的一个男孩托蒂有着一只十分奇怪的眼睛。说"十分奇怪",是因为眼科专家多次会诊得出一致的结论:从生理上看,这是一只完全正常的眼睛,但是却是失明的。一只完全正常的眼睛何以失明了呢?原来,当小托蒂呱呱坠地时,由于这只眼睛轻度感染,曾被绷带缠了两个星期,这对常人来说没有任何副作用,但对刚刚出生、大脑正处于发育关键期的托蒂造成了极大的伤害。由于长时间无法从这只眼睛接收到外界的信息,他的大脑就认为这只眼睛瞎了,于是相关的大脑神经组织也就不起作用了。

19世纪国外有个王子,幼年时被绑架囚禁在一间小黑房子里。当他17岁获释时,他有腿不会走路,有嘴也不会说话。虽然后来全力对他进行教育,但这位王子的智力仍远远不如普通人。死后解剖,发现他的大脑由于长期失用而退化,结构已变得很简单了。

在性生活中,也有着"用进废退"的理论。特别是进入中年之后,夫妻双方即便再忙、出差频率再高,也要保持有规律的、适度的性生活。如果"那活儿"长时间不用,其能力自然也会下降。

著名骨科老前辈尚天裕、徐印坎、朱通伯等教授,均年过80岁仍参与手法整复法帮病人矫正骨折,参与上台手术等,而这些工作均要求一定的体力。他们以"老骥伏枥,志在千里"的精神,坚守在工作岗位上,其充沛的精力和健康的体质,远比不爱运动的同龄人要强得多。其奥秘就是受益于持之以恒的脑力劳动和体力劳动,从而提高了机体防御过早退变的能力。

常用大脑的人,大脑神经不会因为年老而衰退。美国罗切斯特大学的两位科学家剖析了15名刚刚死去的人的大脑,其中5人为中年,5人为衰老而死去的老年人,另5人为经常用脑的老年人。这两位科学家运用自己特制的计算机控制电子显微镜,统计出每个人大脑中脑细胞的树突数、树突长度和分支数,后者都明显地胜过中年人,当然树突数最少的是因衰老而死亡的老年人。这证明了大脑不是绝对的随着年龄的增长而衰退,常用大脑的老人其大脑甚至比中年人还要强,这是对"用进退废"理论的有力支持。

虽说运动的好处人人都知道,喜欢运动的人总能找到运动的动力,但不运动的人却可以有千百个借口:我没时间运动、我不想花钱运动、我身体很好、运动对我来说没效果、我不想因为运动变成浑身肌肉、我已经很瘦了、我不想因为运动而变得胃口大开……

但无论如何，运动不足已成为影响全球死亡率的四大危险因素之一，每年有6%的死亡率与运动不足有关，仅次于高血压（13%）、吸烟（9%）及高血糖（6%）。据 Lancet 杂志一项研究发现，2008 年全球估计 5700 万去世人口中，因运动量不足导致死亡的超过 530 万人，大约每 10 个早发死亡中，就有1 人死于运动量不足。

运动不足除了增加死亡率外，还会使心脏病、糖尿病、肥胖的风险加倍，并增加结肠癌、乳腺癌、高血压、骨质疏松、脂质失调症、忧郁、焦虑的风险。

健康的体质既来源于先天的遗传，更与后天的运动紧密相连，"生命在于运动"的说法就是最好的总结。

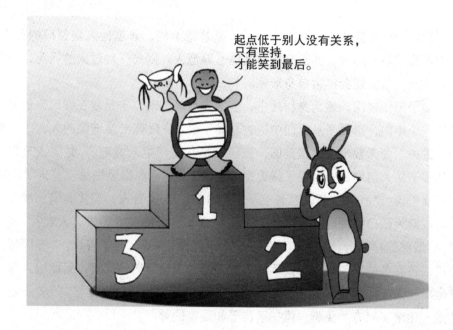

起点低于别人没有关系，
只有坚持，
才能笑到最后。

31

十、尊严不可丢

现代社交是建立在平等、互谅、双赢基础上的，尊重他人是起码的要求。如果不懂得尊重对方，甚至有针对性地羞辱他人，则是一种过火的行为，不但恶化彼此关系，还会损害自身形象。

晏子出使楚国，因为身材矮小，楚国人想羞辱他，于是就在城门旁边特意开了一个小门，请晏子从小门中进去。晏子说："只有出使狗国的人，才从狗洞中进去。今天我出使的是楚国，应该不是从此门中入城吧。"楚国人只好改道请晏子从大门中进去。晏子拜见楚王，楚王说："齐国恐怕是没有人了吧？"晏子回答说："齐国首都临淄有七千多户人家，人挨着人，肩并着肩，展开衣袖可以遮天蔽日，挥洒汗水就像天下雨一样，怎么能说齐国没有人呢？"楚王说："既然这样，为什么派你这样一个人来做使臣呢？"晏子答说："齐国派遣使臣，各有各的出使对象，贤明的人就派遣他出使贤明的国君，无能的人就派遣他出使无能的国君，我是最无能的人，所以就只好出使楚国了。"晏子就这样逐一化解了对方的挑衅，维护了自己和国家的尊严。

"良言一句三冬暖。恶语伤人六月寒。"融洽的人际关系需要我们花费大量的时间、精力来维护。而维护对方尊严，避免对方尴尬，是发展彼此关系的一个重要原则。

纽约的冬天暴风雪几乎是家常便饭。一次，几尺厚的积雪使一些单位和商家不得不暂时歇业，可公立小学却照常开课。

一位学生家长对校方的做法很不理解：在这样恶劣的天气里，有必要非让孩子们去学校吗？她忍不住打电话给学校，向校方提出停课的建议。待这位家长说明原因后，校方的答复却令她感动良久："正如您所知，纽约是富人的天堂，穷人的地狱。不少穷人家庭冬天甚至用不起暖气，把那些孩子接到学校来上学，他们不仅能拥有一整天的温暖，还能在学校里享受到免费的营养午餐！"

感动之余，这位家长又打了一个电话："为什么不在有暴风雪时，让家庭条件好的孩子们待在温暖的家里，只接送那些贫穷人家的小孩子到学校呢？"

校方回答说："施恩的最高境界应该是保持人的尊严。我们不能在帮助那些贫穷孩子的同时，践踏他们的自尊。"校方的回答不仅令这位家长热泪盈眶，而且终生难忘。

尊严存在于每一个人的心中。尊严意味着知耻，尊严意味着律己。谁一旦抛弃尊严，他也将为世人所唾弃。不同的人对尊严有不同的理解：

一个经历过世态炎凉的企业家说："人的尊严靠财富。"

一个经历过冤案折磨的干部说："人的尊严靠法制。"

一个经历过艰辛研究的学者说："人的尊严靠知识。"

一个经历过多年探索的哲人说："人的尊严靠思想。"

而一个豁达、富有爱心的人说："我的尊严来自于给需要帮助的人做了力所能及的帮助，对需要同情的人发出了怜悯，自身的一举一动没有违背良心。"

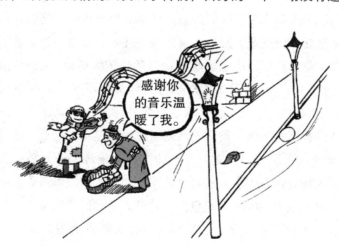

十一、你做好了生前预嘱吗

人生是一条单行道，生老病死是生命的必然过程。人活在世上，风险无处不在，每一个人都会经受死亡的考验。

2013 年 4 月 1 日，复旦大学一名医科在读研究生黄洋突然患病，病情危急，随后被送入医院急救，但医生一直难以确认其病因。直到 9 日，黄洋的师兄孙某收到了一个陌生人发来的短信，提示注意一种化学药物，身边有人经常在使用，案情随之出现重大转折。警方根据线索，在黄洋寝室饮水机检测出某种有毒物质，基本认定同寝室同学林森浩存在犯案嫌疑，随即将其刑事拘留。经警方初步查明，林森浩因生活琐事与黄洋关系不和，心存不满，经事先预谋，于 3 月 31 日中午，将其做实验后剩余并存放在实验室内的剧毒化合物带至寝室，注入饮水机水槽。黄洋饮用后出现中毒症状，后经医院救治无效而身亡。2013 年 11 月 27 日，"复旦大学投毒案"依法公开开庭。庭审中，检察院指控被告人林森浩因琐事与被害人黄洋不和，采用投毒方式故意杀害黄洋并致其死亡，手段残忍，社会危害极大，其行为已构成故意杀人罪，提请法院对林森浩依法予以严惩。最终，法院判决被告人林森浩犯故意杀人罪，判处死刑，剥夺政治权利终身。

2014 年 3 月 8 日凌晨，马来西亚航空公司航班号为 MH370 的一架载有 239 人的波音 777 飞机，原定由吉隆坡飞往北京，但途中与管制中心失去联系，直到 2015 年 1 月 29 日，马来西亚民航局宣布，马航 370 航班失事，并推定机上所有 239 名乘客和机组人员均已遇难。

2015 年 6 月 1 日，隶属于重庆东方轮船公司的东方之星客轮，在从南京驶往重庆途中突遇罕见强对流天气，在长江中游湖北监利水域沉没。客轮上共有 454 人，其中成功获救 12 人，遇难 442 人。

上述死亡事件，不论是人为造成的，还是天气等客观因素影响的，都说明我们非常有必要考虑到随时可能发生的突发事件带来的灾难性后果。同时，为了减少身后丧葬不必要的麻烦，为了使自己的家庭财产能按照自己的意愿得到处理，抑或为了使自己在身后也能发挥作用，一个人应该随着年龄的增长逐渐增强立遗嘱的意识，并加以行动，而不是到临终时才考虑立遗嘱，也就是说提前做好生前预嘱。

我知道，终有一天我会静静地躺在医院里某张病床上，医生告诉我的家人我的大脑已停止运转，我的身体处于"不可逆转的昏迷状态"或"持续植物状态"，任何努力和尝试都无力回天，我的生命将走到尽头。当这一时刻来临，请不要人为地使用机器维持我的生命，我不需要无济于事的抢救，因为资源是有限的——不论对国家还是对家庭。

请把我的眼睛捐给从未见过蓝天白云或失明的人；请把我的心脏捐给心脏难以继续跳动，只会为他带来无尽痛苦的人；请把我的肾脏捐给不敢享受美餐，每周需要透析机维持生命的人；请把我的肝脏捐给腹水难忍、肝硬化严重的人；请把我的造血干细胞、神经干细胞、血液、肌肉、神经、骨骼、皮肤、胰腺、肺脏、大脑等有用的组织和器官统统捐赠给有需要的人，我愿意让我的生命在他们身上延续，给他们带来健康和欢乐。

对我身后之事，请一切从简，不设灵堂，不摆贡品，不搞拜祭，不接受花圈，不安排遗体送别；请就地火化掉我的残躯，把骨灰撒落在珠江之中，我愿静静地躺在江底，看着这片让我爱恋的神奇土地。我的所有财产全部赠予妻儿处理。

如果必须埋葬些什么，请埋葬我的缺点和不足。

如果偶尔想纪念我，请看一看我写的一些作品，我特别推荐《心态决定健康》《健康心态 幸福生活》及《一切为了健康》。我特别希望年轻人记住我说的：我们无法做到长生不死，但可以用坚强的品质延长生命的长度，用积极进取的精神拓宽生命的宽度，从而活出人生精彩。

人生的意义在于奉献社会，体现价值，以及给挚爱的家人更多的关爱，给有缘遇到的朋友、同事真诚的帮助，让自己快乐，也让别人快乐。对长者的尽孝一定要体现在其生前，至于死后处理的方式，越简单越好，越环保越好。试问，我们有多少人知道自己的爷爷的爷爷叫什么名字，做什么工作？又有多少人会去怀念和祭拜自己的爷爷的爷爷？

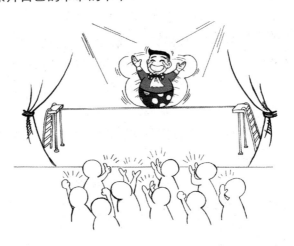

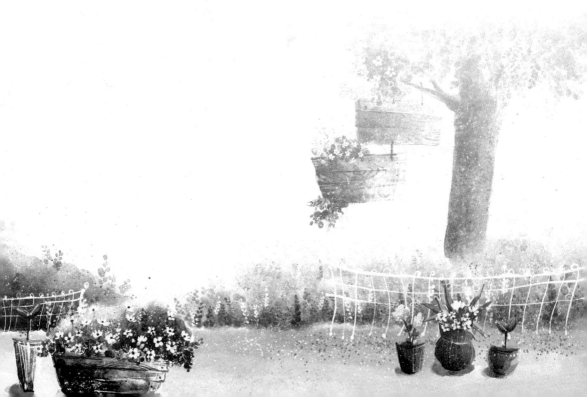

十二、心态决定我们的健康

所谓心态，就是指对事物发展的反应和理解表现出不同的思想状态和观点。心态主要有两种，即积极乐观的心态和消极悲观的心态。积极乐观的心态是保持最佳精神状态、拥有健康心理的法宝，它能够促使我们创造财富，奔向成功，获得健康快乐的生活；而消极悲观的心态却是心灵的毒药，它不仅无意识地排斥财富和成功，也在不断地排斥快乐和健康，甚至会毁掉一个人。

纵观人生百态，不难发现有些人不仅拥有良好的人际关系，健康的身体素质，还过着高品质的生活，享受着成功的乐趣。尽管原因有很多，但其中起着决定因素的就在于其自身的心态。从一定的意义上来说，一个人如果拥有良好的心态，就等同于在一定程度上拥有了健康的人生观，就会正确地面对成功与失败、地位与财富、亲情与爱情，进而积极、乐观、自信地面对人生，不断地进取。

在如今这个快节奏的社会，学业重负让许多青少年失去方向；病痛折磨让众多患者感到恐惧；感情波折让不少痴情男女选择轻生。怎样来防止和减少类似事件的发生，已经成为我们要认真面对的问题；如何让人们意识到心态的重要性并懂得调适，也是当今社会义不容辞的责任。

良好的心态对于每一个人来说都至关重要，那么良好的心态如何体现呢？

第一，乐天知命。长得漂亮，不如活得漂亮；口袋富有，不如脑袋富有。凡事保持一颗平和的心，有一种随遇而安的准备，甘于平凡，不苛求完美，学会承受，在"知命"的基础上"乐天"。要知道人生难免有不幸，命虽然苦，但也还要乐。理解了这一点，我们才能够积极地面对生活中的苦难，不被暂时的逆境所击倒，从而奋力拼搏，持之以恒，最终挖掘出无限的幸福与欢乐。丹妮拉·贾西亚是一名智利天主教大学医学院的大学生，2002年10月的一个夜晚，她乘火车外出时不幸从车厢的交接处掉了下去，四肢被碾断。突然而至的灾难并没有击垮她，她在医生的指导下学会了用义肢站立、行走、写字、编织等。遭遇意外一年后，丹妮拉又回到了医学院，她拒绝任何特殊待遇，凭着真才实学，终于成为世界上第一位四肢残缺的专业医生。现在，丹妮拉能够驾车、烹饪、给病人看病，也找到了相爱的人步入婚姻殿堂。她珍惜宝贵快乐的人生，不会念念不忘失去的东西，她说："这是一个快乐的故事。"一位纳粹德国集中营的幸存者维克托·富兰克尔曾说过："就算是到了最艰难的环境里，人也还有一个自由，那就是选择自己的心态。"

第二，乐善好施。以"赠人玫瑰，手留余香"的心态积极地伸出援手，帮助有需要的人。要把握好纷扰社会中的人情世故，让自己快乐的心成为阳光般的放射源，去辐射他人，温暖他人，让家人、朋友乃至于更广阔的社会，从自己身上获得一点欣慰的理由。要让自己成为一个使他人快乐的人！王羲之是我国东晋时的大书法家，有一次他到一个村子去，看见一位老婆婆拎了一篮子六角形的竹扇在集上叫卖。那种竹扇很简陋，没有什么装饰，引不起过路人的兴趣，看样子卖不出去了，老婆婆十分着急。王羲之看到这情形，很同情那老婆婆，就上前跟她说："你这竹扇上没画没字，当然卖不出去。我给你题上字，怎么样？"老婆婆不认识王羲之，见他这样热心，也就把竹扇交给他写了。王羲之提起笔来，在每把扇面上龙飞凤舞地写了五个字，就还给老婆婆。老婆婆不识字，觉得他写得很潦草，很不高兴。王羲之安慰她说："别急。你告诉买扇的人，说上面是王右军写的字。"王羲之一离开，老婆婆就照他的话做了。集上的人一看真的是王右军的书法，都抢着买，一篮竹扇很快就卖完了。王羲之的乐善好施既帮助老婆婆卖出了扇，也因此而留下了美名。

第三，乐在其中。这体现在多一些爱好，自得其乐，如听音乐、打篮球、读书报、看影视、做运动、玩棋牌、养宠物、搞集邮、去旅游等。另外，倒霉的时候，也要快乐，相信风水轮流转，因为在这个世界上"人有悲欢离合，月有阴晴圆缺，此事古难全""十年河东十年河西""福兮祸所伏，祸兮福所倚"。没有哪个人永远走运，也没有哪个人永远倒霉。巴尔扎克讲过："苦难是生活最好的老师。"当你现在倒霉时，意味着光明就在前面，所以你要高兴，感谢厄运给你带来了成长和成熟。古希腊大哲学家苏格拉底年轻时，和几个朋友同住在一间七八平方米的屋里，尽管条件差，但他每天总是乐呵呵的，别人问他哪来的好心情？他说："朋友们在一块儿，随时都可以交流思想和感情，这难道不值得高兴吗？"不久，朋友们相继成家搬了出去，屋里只剩下了他自己，但他仍然很快乐，别人又问："你一个人孤单单的，有什么好高兴的？"他又说："我有那么多书啊！一本书就是一位老师，和这么多老师在一起，时时刻刻都可以向他们请教，这怎么不令人高兴呢？"一次，苏格拉底正给学生们上课，他老婆嫌他没按时回家，跑来当着学生面对他破口大骂，骂完后又把一盆水泼在了他身上。苏格拉底摸了摸脸上的水，风趣地说："看看，暴风过后不就是骤雨吗？"对于苏格拉底的心态，许多人不解，有人去问他的学生柏拉图。柏拉图说："决定一个人心情的，不在于环境，而在于心境。"

第四，乐道安贫。子曰："贤哉，回也！一箪食，一瓢饮，在陋巷，人不堪其忧，回也不改其乐。"这是孔子对自己的得意门生颜回乐道安贫生活的欣赏。乐道安贫，是一种心无旁骛的宁静，也是一种胸怀大志的豁达。宁静而致远，豁达而无忧。宋国有人得了块玉，拿去献给当权的大官子罕，子罕不受。献玉的人说："给做玉器的师傅看过，说是件宝物，才敢贡献的。"子罕道："你的宝物是这块玉，我的宝物是'不贪'；我若是收下你这块玉，你和我的宝物岂不都丧失了吗？还不如各人留着各自的宝物好啊！"

第五，进德修业。"车损轮，则无以行；舟无楫，则无以济；国乏贤，则无以理。"我们要以"君子之行，静以修身，俭以养德"的心态不断地鞭策自我，积极进取。陈毅元帅曾写过一首诗——《手莫伸》："手莫伸，伸手必被捉。党与人民在监督，万目睽睽难逃脱。汝言俱捉手不伸，他道不伸能自觉。其实想伸不敢伸，人民咫尺手自缩。岂不爱权位？权位高高耸山岳。岂不爱粉黛？爱河饮尽犹饥渴。岂不爱推戴？颂歌盈耳神仙乐。第一想到不忘本，来自人民莫作恶。第二想到党培养，无党岂能有所作？第三想到衣食住，若无人民岂能活？第四想到虽有功，岂无过失应惭怍。吁嗟乎，九牛一毫莫自夸，骄傲自满必翻车。历览古今多少事，成由谦逊败由奢。"这首诗脍炙人口，具有很高的思想境界及教育意义，尤其在当今更值得我们回味。

"人生不如意事十之八九"。生活中很多事情是不以人的意志为转移的，每个人不可能在每一件事情上都获得成功；同样，周围的人和事物的表现和发展也不可能以我们的意志为转移。那我们就"常思一二"吧，它可以使我们在面对生活中的不平遭遇时心态更为积极，可以使我们在处理与家人、朋友的关系时表现更为和谐，也可以使我们在社会中的行为更为健康！

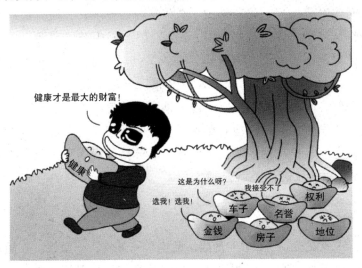

十三、和解与宽恕值得追求

西方的宗教文化一直将追求和解与宽恕作为一个重要主题，这对我们很有启发和借鉴。

2000 年 4 月 1 日深夜，来自江苏北部沭阳县的 4 个青年潜入南京一栋别墅行窃，被发现后，他们杀害了屋主德国人普方和他的妻子、儿子、女儿。案发后，4 名 18~21 岁的凶手很快被捕，随后被判处死刑。

在法庭上，普方一家的亲友们见到了那 4 个刚成年不久的疑凶。原本在他们的想象中，凶手是那种"看起来很强壮、很凶悍的人"，可实际上，"跟你在马路上碰到的普通人没有区别"。

这 4 个男青年并非有预谋要杀人。他们一开始只是偷摩托车，但换来的钱并不多。后来他们看到一个广告，得知玄武湖畔的某花园是南京最高档的别墅区。那晚，他们潜入小区，也只是想去洗劫一间不亮灯的空宅，结果那套正在装修的别墅没有东西可偷，最终他们选择了隔壁的普方家。但盗窃行动被普方一家察觉，因为言语不通，惊惧之中，他们选择了杀人灭口。

案发后，普方先生的母亲从德国赶到南京，在了解了案情之后，老人做出一个让中国人觉得很不可思议的决定——她写信给地方法院，表示不希望判 4 个年轻人死刑，"德国没有死刑。我们会觉得，他们的死不能改变现实。"在当时中国外交部的新闻发布会上，也有德国记者转达了普方家属希望宽恕被告的愿望。外交部方面回应"中国的司法机关是根据中国的有关法律来审理此案的"。最终，江苏省高级人民法院驳回了 4 名被告的上诉，维持死刑的判决。

　　与此同时，更多的在南京的外籍人士已经开始寻求一种更积极的方式，去纪念普方一家。就在那年 11 月，在南京居住的一些德国人及其他外国侨民设立了纪念普方一家的协会，开始致力于改变江苏贫困地区儿童的生活状况。协会用募集到的捐款为苏北贫困家庭的孩子支付学费，希望他们能完成中国法律规定的 9 年制义务教育，为他们走上"自主而充实"的人生道路创造机会。这是因为庭审中的一个细节，对普方协会的创始者们触动很深：那 4 个来自苏北农村的年轻人都没有受过良好的教育，也没有正式的工作。

　　"如果你有比较好的教育背景，就有了自己的未来和机会。"普方协会执行主席万多明努力用中文表达自己对教育的理解，"有谋生机会的话，人就不会想去做坏事，他会做好事，这对自己、对别人都有好处。"

　　万多明坦言，自己也是在德国的农村长大的，只是在德国不需要付费，就可以完成小学、中学的学业，后来考上大学，自己才有了比较好的工作。"如果需要付费的话，我的父母也没有办法送我到学校去，可能我在德国还找不到工作，没办法选择我想要的生活。"

　　随着中国逐步实行免费义务教育，普方协会把资助对象延伸到高中。

　　"我们不是要传达这样的信息。"万多明强调说，"不是说一个德国人被杀，我们就会给凶手的家乡提供奖学金。"事实上，连受助的学生也都不知道普方协会的背景。万多明坚持，提供奖学金只是因为他们贫穷上不起学。

　　普方协会的这一举动默默延续了 10 年，已有超过 500 名的中国贫困学生因此圆了求学梦。

　　从常理上讲，那位痛失亲人的德国母亲是最有理由心怀仇恨、对着惨死的亲人遗像诅咒 4 个杀人凶手早下地狱的人。但她的选择令我们震惊——克服锥心刺骨的痛楚，跨过殊难逾越的人性障碍，请求法律免除 4 人死刑。这样一种境界和胸怀，堪称伟大。对普方一家之死，那些在南京城里的德国人也有足够的理由在悲怆之余义愤填膺、咬牙切齿，他们可以给 4 个凶手及其出生地苏北贴上一个共同的标签，然后永远把鄙视的目光投向那里。但他们的选择同样令我们震惊——募集善款帮助苏北孩子接受教育，而且坚持数年不辍。可以想象到，500 多名接受普方协会资助的孩子，在学业长进的同时，也获得了改变自身命运，提升人生价值的机会。这些受到善心和宽容精神感召的孩子，一定会比普通人更明白该如何善待他人，善待社会。

　　宽恕是中国传统文化倡导的核心价值之一，但倡导归倡导，时至今日，常常有一些与之相反的东西，例如"杀人偿命""血债要用血来还""君子报仇，十年不晚"等左右着我们的思维和行动，这些东西从里往外渗透着一种血淋淋、恶狠狠的味道。虽然每个人都可以为心底的仇恨找到自认为正当的理由，每个人都可以把自己的复仇行动当作正义之剑挥舞砍之。但仇恨和报复，只能阻碍我们前进的步伐。看看大千世界此起彼伏的袭击和爆炸吧，无休止的仇恨以及基于仇恨而采取的过激行动，只会使恶的链条无限延伸，使美好的世界永无宁日。

冤冤相报何时了？上述案例中，那些秉持宽容精神的人更有理由接受我们崇高的敬意。

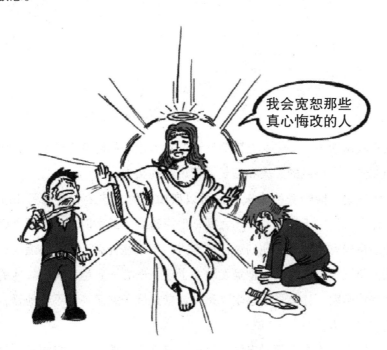

十四、最好有"三个丈夫"

在一次闲聊中，一位女士感慨地说，女人应该同时有三个丈夫，分别是能赚钱的丈夫、会打杂的丈夫和擅长谈情说爱的丈夫。

具体来说，能赚钱的丈夫行动可以自由。他应该全心全意管工作、抓生产、跑外交，周旋于领导和商场之间；他回答妻子的话时，妻子便不必费神去推敲他的话里有无暧昧；他到过什么地方，干了些什么，都不必追问；他无家庭之忧，每天早上便可以精神焕发地去上班，一心一意地去赚钱。他的重要使命就是赚钱回家，让妻子不愁吃不愁穿。就是屋子漏了，也不必他管，因为那是打杂丈夫的事。

而会打杂的丈夫必须对电脑、手机、电视机、洗衣机、排水管、灯头、开关、垃圾桶、门锁等都了如指掌。知道怎样使窗子不嘎嘎作响；门太紧，不好关，他会修理；装灯线、晒地毯、缝被子、操控电器、使吸尘机听话，他都会。对他来说，根本没有赶着出门上班的烦恼。因为他在家里习惯打杂了，所以越来越会在这方面动脑筋。他在家人眼里有活儿，会把屋子收拾得干干净净，摆放得整整齐齐。做妻子的看见他身穿可爱的工装，像艺术家一样聚精会神地浇花，像名厨一样精心制作菜肴，知道他已受到自己的启发而在发挥他的天才，当然会心花怒放。

最后，还要有擅长谈情说爱的丈夫。他是自己一位理想的意中人，身材高大魁梧，风流潇洒，温柔多情，不吸烟不酗酒；他衣着讲究，男子汉气概十足，富有幽默感；他在长辈面前文质彬彬，肃穆庄重，孝敬有加；他舞艺超凡，歌声浑厚，桥牌精湛；他谈吐风趣，睡觉绝无鼾声，他既不必像能赚钱的丈夫整天在钱里打滚，又无须像会打杂的丈夫忙个不休；他永远相依相伴，绝不会在倾听你的谈话时，忽然听见声音响便疑心是烧的菜糊了，拔腿飞奔去看，使你大为扫兴；他对你百依百顺，情话绵绵，在朋友面前把你当作"上帝"。他和其他两位丈夫同样对自己的职责尽心，什么事都不能使他分心。

"若是自己的老公有三者之长，该多好啊！"这位女士惬意地想着……

在《西游记》中，唐僧师徒取得真经归来途中，遭遇第九九八十一难时，猪八戒毛手毛脚，将一本经书的最后一页弄坏了，唐僧惋惜不已。悟空说了这样一句话：师傅，凡事都不是完美的，有一点缺憾，也是一种美。唐僧听完，顿时释怀。

中国有一句俗话："金无足赤，人无完人。"虽然每一个妻子都希望自己的丈夫能有三者之长，但现实生活中根本就没有完美的事物。要想自己的婚姻更加完美，最简单的方法就是丢掉那些不切实际的期望。尽管人人都想与一个完美无瑕的人相守一生，但我们也应该时刻谨记：自己也不是一个完美之人，又何必强求他人！只要能找到一个让自己感到温暖的人，与之相守一辈子也是很幸福的。

因此，不要再为了那些得不到的完美而苦苦追求，这样只会让自己平添烦恼。最珍贵的并不是还没得到的，而是已经拥有了的。要好好地珍惜现有的一切，不要等到失去后才追悔莫及。就像多年相伴的夫妻，有人形容就像左手拉着右手——没有感觉；而一旦失去右手，左手的感觉是怎样的呢？

所以，要时常品味英国心理学家蒙台涅说的"一桩完美的婚姻是存在于眼睛不好使的妻子和耳朵不好使的丈夫之中的"蕴涵。夫妻双方都要各记住一句话，妻子要记住："生气是拿别人的错误惩罚自己"。丈夫要记住："这一句话由两条组成，第一条，妻子永远是对的；第二条，如果错了，请参照第一条执行。"

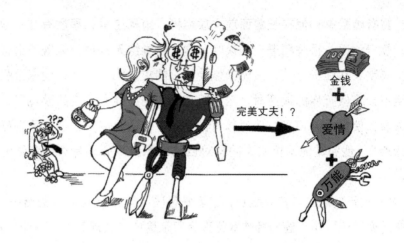

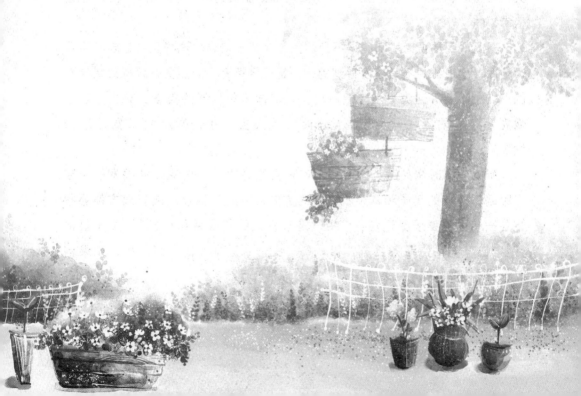

十五、不与"三季人"计较

到山东考察，听到这样一个故事。

有一天，孔子的一个学生正在门外扫地，忽然走过来一个浑身绿装的人，他便好奇地看去，只见那人冲着自己就过来了，刚一靠近就问他：你是孔子的弟子吧？他回答道：是呀，你有什么事？

那人接着说：请问一年有几个季节？孔子的学生莫名其妙地看了一下那人，说：当然是四个季节了。那人很不理解的反问：明明是三个季节，你怎么能说是四个呢？于是两个人就此争论了起来……

争来争去，也没争出个什么结果，于是那人提出：不然我们打个赌吧。

孔子的学生说，赌就赌，那你说赌什么？

那人说：假如确定一年是四个季节，我给你磕三个响头，假如确定一年是三个季节，你给我磕三个响头，你看怎么样？

孔子的学生根本没犹豫，就答应他了。

于是二人便一起去找孔子理论。见到孔子后，就把事情的原委一一道出。那人非常诚恳地对孔子说：就是这么个事，您是老师，您给评个理，到底一年有四个季节还是三个季节？

孔子看了一下那人，转过身对弟子说：一年确实是三个季节。

那人马上就开始跟孔子的学生喊道：我说一年只有三个季节吧，你就不信，现在好了，赶紧给我磕三个响头吧。

孔子的弟子看了一眼老师，无奈地给那人磕了三个响头……

见孔子的弟子磕完头，那人也就开心地走了。

孔子的弟子见那人走了，便回身问孔子：一年明明是四个季节，老师您怎么也说是三个呢？

孔子笑了笑，对其弟子讲：您没看到那人浑身是绿色吗？其实他是一只蚂蚱，春天生，秋天死，根本活不到冬天，你说他怎么能知道一年当中除了他所经历的三季外，还有一个冬季呢？这样你跟他又能争论出个什么结果呢？

孔子的学生如醍醐灌顶，顿时大彻大悟！

这个故事也许是借题发挥，但却蕴涵着深刻的哲理。

在现实生活中，"三季人"其实并不少见，那些骄傲自大、坐井观天、自以为是、目中无人、一言堂主、狗仗人势、专横跋扈、无理取闹等类型的人，都会成为十足的"三季人"。

如果一个人骨子里就是认为一年有三季，那么再与他争辩又有什么结果？与其让那些无聊的话语和事情干扰了我们的情绪和脚步，还不如学学孔子，权当他是"三季人"。据说一位长者明白了"三季人"的道理，多活了十年。

当然，对于我们自己来说，也不要固执、偏激、专横、傲慢、想当然，也要反省自己是不是扮演了"三季人"的角色。

48

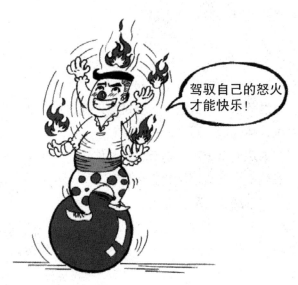

驾驭自己的怒火才能快乐！

十六、理想和信念是人生奋进的源泉

生活在广州的我，每每想起远在大西北的父亲过去的言传身教，或回到父亲的身边，总感觉到父亲像一部读不完的书。

父亲曾经是一位参加过解放战争和抗美援朝战争的军人。特定的历史背景，使他养成了坚毅、顽强、负责的品质，他常告诫我们做人要诚实，学习要努力，助人要及时。他给我们姐弟最大的财富就是从小让我们养成了爱读书，爱学习的习惯。

记得很小的时候，父亲就常给我们买一些连环画，如《小兵张嘎》《平原枪声》《虎口拔牙》《鸡毛信》《铁道游击队》《平原游击队》《难忘的战斗》《敌后武工队》等。那时我们家的连环画有一大箱，这在同龄人中是很少见的。

1973年冬季的一天，上初中的我放学回家，见到刚出差回来的父亲，他和蔼地告诉我，给你们买了一本新书。我急忙问父亲是什么书，在哪儿。父亲不慌不忙地从包里拿出一本连环画《草原英雄小姐妹》给我。异常兴奋的我很认真地翻看着，同时被书中小姐妹俩为保护集体的羊群不受损失，同暴风雪顽强搏击的情景所吸引，连看了好几遍。也就是从那时起，我开始想人为什么要活着，人不能没有信念，自己应该向英雄人物学习。

渐渐地，看红色经典书籍和电影成为我生活的重要内容，立志当一名英雄式人物成为我人生的一个目标。特别是自己考上大学，在大学期间加入中国共产党，后又在高校从事公共卫生教学和管理工作，始终能怀揣理想和信念，不怕吃苦，乐于奉献，努力用积极进取的精神拓宽生命的宽度，取得了一些成绩。通过不断的学习与实践，自己对理想、信念与健康人格塑造间的关系也有了更深的理解。

理想和信念犹如心理的平衡器，它能帮助人们保持平稳的心态，渡过困难、坎坷与挫折，防止人生轨道的偏离，从而迈出心理暗区，重新鼓起生活勇气。

理想和信念能使人在面临困难和挫折时，保持积极健康的心态，乐观处世，激扬生命活力，开发潜能，踏进通达成功之路。

人不能没有理想和信念。人与动物的区别，除了能制造并使用工具之外，另一个重要的区分标志，就是具有理想和信念。爱因斯坦曾经说过，我从来不把安逸和快乐看做是生活目的。雷锋则说，人吃饭是为了活着，但活着绝不是为了吃饭。莎士比亚曾感慨过："人要是在他的生命盛年，只知道吃饱睡足，他还算个什么东西？简直不过是一头畜生！"的确，人如果没有理想、信念，就无异于动物。

人生一世，应该有崇高的理想追求，有报效社会的持久信念和行动，否则，生命将会失去意义。因此，树立崇高的理想，并以此作为人生的精神支柱，坚持不懈地为之奋斗，这是国家、社会和人民对我们每个人的殷切期望。

崇高、远大、美好的理想给人以方向、力量和目标，催人奋进；卑下、低微、丑恶的生活态度则给人以无聊、消沉、不振，甚至悲观厌世。

常言说得好："有志者事竟成！"仁人志士和革命先烈用理想、信念谱写的豪迈和壮举是我们战胜困难、获得心理和社会健康的力量源泉。面对挫折，甚至死亡——

陈毅亢咏："断头今日意如何？创业艰难百战多。此去泉台招旧部，旌旗十万斩阎罗！"

夏明翰绝笔："砍头不要紧，只要主义真。杀了夏明翰，还有后来人！"

吉鸿昌挥枝："恨不抗日死，留作今日羞；国破尚如此，我何惜此头！"

谭嗣同大喊："有心杀贼，无力回天，死得其所，快哉快哉！"

杨继盛高呼："浩气还太虚，丹心照千古。生平未报国，留作忠魂补。"

在建设社会主义的和平年代，辈出的共产党人如我国原子弹研制先驱邓稼先、县委书记的好榜样焦裕禄、导弹之父钱学森、把有限的生命投入到无限的为人民服务之中去的雷锋、"宁可少活二十年，拼命也要拿下大油田"的王进喜……更是将理想和信念融入生活和工作中的楷模。

每每想起他们，想起前辈为我们创造的一个幸福、美好的社会环境，感激之情，感恩之心不禁油然而生。他们用理想和信念推动了社会的发展，我们要以他们的精神为榜样，以积极、健康之心态，为社会之进步尽心尽力，添砖加瓦。

可以说，理想和信念是一个人战胜自我，服务社会的动力，周恩来就是其中的一面镜子；理想和信念是一个群体战胜懦弱，压倒困难的源泉，红军长征就是其中的一面旗帜；理想和信念是一个社会甩掉病态，开创未来的钥匙，我们所建设的国家就是其中的一盏明灯。

激情燃烧的时代和岁月，必将有理想和信念来支撑，使人处于身体上、精神上和社会适应性的完好状态，从而迸发青春和活力。

我们理应在人文知识的学习和借鉴中领悟内涵，坚定信念，升华思想，历练斗志，并转化为力量和行动，从而推动社会健康发展，为实现中国梦而助力。

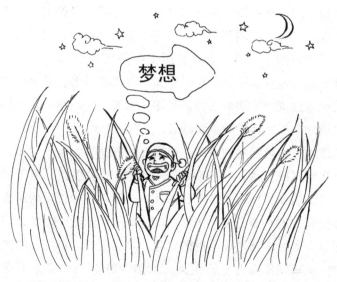

当你迷失的时候，请抬头看看你的梦想，它会为你指明方向

十七、精神会死吗

南海本来是一片平静的海，自从20世纪70年代，菲律宾、越南开始窃取我们的南海岛礁，南海才变得不平静。后来，随着我们国力的增强，菲律宾、越南没有能力跟我们闹了，但一直在背后支持和怂恿他们的美国再也坐不住了，美国从幕后走到台前，不远万里派军舰、飞机来示威，来秀肌肉。特别是美国背后操控菲律宾搞的南海非法仲裁闹剧，本质上是一场中美之间彼此基于自身综合国力的外交战、舆论战、法理战。

面对咄咄逼人、气势汹汹的美国，中国人民不惹事，也不怕事。首拍反映抗美援朝的电视剧《三八线》，在南海非法仲裁出炉前播放，展示了中国军队不信邪，敢于亮剑的强大精神和斗志。这其中，不能不说说上甘岭战役。

上甘岭战役开始时中美已经在板门店谈判了，但双方边谈边打，以打促谈。刚开始都以为上甘岭就是场小规模战斗，没想到最后打成了绞肉机似的大战役。战役中，美军调集兵力6万余人，大炮300余门，坦克170多辆，出动飞机3000多架次，对志愿军两个连约3.7平方公里的阵地上，倾泻炮弹190余万发，炸弹5000余枚。战斗激烈程度为前所罕见，特别是炮兵火力密度，已超过第二次世界大战最高水平。我方阵地山头被削低两米，高地的土石被炸松1~2米，成了一片焦土，许多坑道被打短了五六米；敌我反复争夺阵地达59次，我军击退敌人900多次冲锋。这场战役前后历时43天，双方伤亡4万余人，许多志愿军战士不是被打死，而是被震死的。但即使这样，视死如归的志愿军守住了阵地！黄继光、孙占元、牛宝才等人就是上甘岭战役中涌现出来的特级战斗英雄。一个叫麦·卡拉汉的美国士兵后来回忆上甘岭战役，说他们整编连在飞机坦克和大炮掩护下攻上某高地时，发现整个阵地只留下三十多具尸体和一名手无寸铁的中国士兵！这个中国士兵背靠在一截光秃秃的树干上，满脸满身都是泥土，已经身负重伤，背着步话机口中发出"哇啦哇啦"的怪叫声，随后无数发炮弹密集倾泻而来，"惨烈啊，惨烈！我当场被炮火炸晕……醒来后随手抓了把土，里面竟有二三十块弹片，那个中国士兵所倚靠的那截一米来长的树干上，竟有成百上千个弹片和弹头！"而这名士兵"哇啦哇啦"的喊叫声就是后来我们在电影《英雄儿女》中看到的"为了胜利，向我开炮！！！"

值得一提的是，电影《英雄儿女》中王成的原型——蒋庆泉，没有像电影中所描述的那样牺牲了，而是被炮弹震晕后不幸被俘，战争结束后获释回国，受到不公正审查，受尽了委屈，回到了辽宁锦州老家隐姓埋名。十年动乱结束后，中央专门下发文件，为当年志愿军被俘战士落实政策，当组织千辛万苦找到蒋庆泉的时候，周围的父老乡亲才知道他们身边这位平凡的老人竟然是一名大英雄。政府要给他补偿和特殊待遇，老人都谢绝了，只提出一个要求，就是希望得到一枚抗美援朝纪念章。总政治部听到消息后，专门为老人特制了一枚参战纪念章。在颁发仪式上，蒋庆泉老人身着戎装，精神矍铄登上主席台。他的老首长，当年志愿军23军政委，年逾百岁的裴周玉老将军，由两名战士搀扶着也登上了主席台。蒋庆泉老人声如洪钟，高声报告："裴政委，我是志愿军23军战士，我的团长＊＊＊，牺牲了；营长＊＊＊，牺牲了；连长＊＊＊，牺牲了；排长＊＊＊，牺牲了，现在你的战士蒋庆泉来向你报到。"裴周玉老将军颤颤巍巍地将参战纪念章别到蒋庆泉的胸前，随即两位耄耋老人相拥着号啕大哭……

在战场上舍命杀敌，而面对不公正审查、受尽委屈后，就是这样一名老人，一名军人，对组织唯一的要求竟然只是要一枚参战纪念章，这是何等可爱之人，这是何等英雄之人，这是中国真正的脊梁！

我的父亲也是一位参加过抗美援朝、在50军149师47团（后转45团）从事文艺工作、耳闻目睹过战争惨烈的老兵。他从硝烟弥漫的战场转业到工商行政管理部门工作，一直以认认真真做事，清清白白做人为准则。20世纪70年代初，一位老乡为感谢父亲工作中给予的帮助，特送来一小桶食油，父亲坚决不收，这位老乡放下就走，无奈的父亲只好将油上交单位处理。这件事给我们姐弟留下了深刻的印象，我们也一直以认真做事、清廉做人、不贪不占的父亲为榜样。当 88 岁的父亲离我们而去，与逝去的战友相聚时，我泪如雨下。父亲留给我的最大财富就是他正直的人格和赴朝参战获赠的"最可爱的人"的水杯，这也是我在党旗下 30 多年来努力工作的不竭动力。

时代需要伟大的精神。追求真理，报效国家，献身使命，服务人民的精神不会死。

"世间万物抵春愁，合向苍冥一哭休。四万万人齐下泪，天涯何处是神州。"这首充满了忧国忧民的诗，是"戊戌六君子"之一的谭嗣同所作。1898 年 8 月，谭嗣同被光绪帝召见，参与新政，进行变法，以慈禧太后为首的顽固派把变法看成洪水猛兽，提出"宁可亡国，不可变法"。并派亲信荣禄为直隶总督，统率北洋军队，控制北京，伺机扑灭变法运动。改良派幻想争取荣禄部下的袁世凯的支持来扭转局势。袁世凯表面假装支持，暗中却向荣禄告密。9 月 21 日，慈禧太后发动政变，囚禁光绪帝，逮捕改良派。朋友劝谭嗣同赶紧离开北京，他说："各国变法，无不流血而成，今日中国未闻有因变法而流血者，此国之所不昌也。有之，请自嗣同始。"字字铿锵，掷地有声，表现了一个爱国者自我牺牲的伟大情怀。随后不幸被捕，旋即遇难。临刑前，谭嗣同神色坦然，写下了激越悲壮的绝命诗："望门投止思张俭，忍死须臾待杜根。我自横刀向天笑，去留肝胆两昆仑。"

早在抗战时期，10 岁的刘胡兰就积极参加村里的抗日儿童团，为八路军站岗、放哨、送情报。因为表现突出，她 14 岁就当上了区妇女干事，还被吸收为中共预备党员。一次，反动派率军突袭，刘胡兰因叛徒告密而被捕。反动派对她实施了种种威逼利诱，但都没有成功。最后，反动派把刘胡兰带到了铡刀面前，当着她将同时被捕的 6 位革命群众杀了。可敌人万万没有想到的是，刘胡兰却异常镇静，怒喝道："我咋个死法？"在反动派说出"一个样"后，刘胡兰大义凛然地说了声"怕死不当共产党员！"便来到铡刀旁，毫不畏惧地躺在铡刀下。就这样，年仅 15 岁的刘胡兰结束了短暂而辉煌的一生。1947 年春天，毛主席听完刘胡兰的事迹，感动地挥毫写下"生的伟大，死的光荣"8 个大字，高度赞扬这个年纪很小的大英雄——刘胡兰。

罗荣桓元帅在《告子女》中写道："我给你们留下的，只是党的事业，别的什么都没有。我的遗嘱是一句话：永远跟着共产党走。"

"党的好干部"焦裕禄临终前对女儿的遗嘱是："你从我手里继承的，只有党的事业，其他什么也没有，我留给你的，只有一套《毛泽东选集》。"

当一个人即将告别这个世界时，留下什么来告慰先者与激励后人？血雨腥风中的仁人志士，和平建设时期的共和国脊梁，给了我们最好的诠释。生命有限，唯有不死的，永远是不朽的精神！

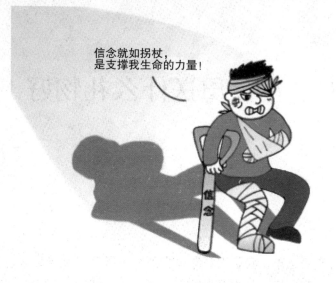

信念就如拐杖，
是支撑我生命的力量！

十八、给父母送什么礼物好

迈入知天命之年，我更深刻地体会到孔子所言"父母之年，不可不知也。一则以喜，一则以惧"的内涵。喜的是我的父母高寿，得享天年，我们做儿女的现在还有机会孝敬他们，聆听他们关照儿女的那份惬意，感受有人爱的甜蜜，也享受着回家时叫一声"老爸、老妈"的温馨以及母亲亲自下厨烧制菜肴的可口；惧的是父母年事已高，我们还有多少时间能够陪在父母身边尽孝？我们还能够有多少为父母许下的心愿真正来得及实现？

在这个世界上，有一种至深的悲怆叫做"子欲孝而亲不待"。如果真是到了那一天的话，我们就是再怎么捶胸顿足，涕泗滂沱，再三追悔，恨自己忙于工作抽不出时间，恨自己心不细没有注意父母身体的疾患，恨自己父母健在时与之顶嘴……但一切都过去了，都来不及了，无尽的悔恨与思念或许终身难以消解。

父母健康长寿是儿女最大的心愿。只要父母还在，就是儿女的福分。衰老病痛除了带给父母痛苦外，也会给儿女的生活、工作带来诸多的不便和影响。随着年龄的增加，父母患病的风险越来越大。父母在世时，尽我们的能力，为他们做好保健，让他们生活得更好些，更健康些，这是人生最快乐的事。

在日常生活中，做儿女的常常为给父母买礼物而发愁，不知道父母需要什么，该给他们买些什么才有益于健康。从卫生保健的角度，下面的一些方式可供借鉴。

送合脚的鞋。选一双适合父亲、母亲的运动鞋或休闲鞋，鼓励他们多到户外走一走。散步不仅增强机体的新陈代谢，还有降压的功效。只要每天轻快散步一小时，就可将心率提高70%，其效果正好与慢跑相同。

送优质寝具。随着年龄增加，人的睡眠时间会变短，不易入睡、睡眠易醒等烦恼也会多起来。帮父母挑选合适的被褥、枕头特别重要。枕头最好选择稍有一点硬度、透气性能好的，如荞麦皮枕。睡眠的"质"比"量"更重要。建议父母晚上11点前睡觉，只要能保证晚上12点至凌晨5点睡好，就不必担心睡眠问题。

带父母去看口腔。老年人常常患有牙周病，即使感到牙痛也会觉得麻烦而不愿去医院。牙周病不只局限于口腔内，病菌可以通过牙根进入血液。这些毒素在血管壁上引起炎症，会使动脉硬化恶化，间接引发心肌梗死和脑梗死，也会增加患糖尿病的风险。此外，老年人常常牙齿脱落，会造成咀嚼障碍并影响美观。带父母看口腔疾患及补牙，可以显著提高他们的生活质量。

送计步器。常用计步器的老人心脏水平更好，因为他能随时了解自己的身体状况，也容易设定目标使散步坚持下去。要鼓励老人树立"最好的运动是步行"的概念，养成"乘公交时多走一站再上车"的习惯。只要平均每天走7000步，就会逐渐使骨质变硬，防止骨质疏松，而且对瘫痪和老年痴呆症也能起到预防作用。德国大诗人歌德曾说过："我最宝贵的思维及其最好的表达方式，都是在散步时出现的。"

送电动牙刷。给父母平淡如常的生活加入一些新鲜元素，让他们有新鲜感。上了年纪的人很难再灵活地使用细长的牙刷，而电动牙刷可以在技术和时间上起到一定弥补作用。与一般牙刷相比，电动牙刷还可以更好地进行口腔清洁。但要提醒父母，刷牙时要比使用普通牙刷减少六成力度。

送激光唱机及相声光盘。老年人闲暇时间较多，经常听听相声笑一笑，不仅能体验到很强的放松感，抑制癌细胞的增殖，还具有很好的降压效果。在听相声的过程中，老年人一边听，一边会在大脑中组织和想象相声中的场景及故事情节，使大脑顶叶皮质得到刺激，既能达到娱乐目的，又能锻炼大脑。

送热带鱼。热带鱼给老人带来的情绪调节作用是超乎想象的。看到鱼缸里努力生活的鱼儿畅游，那种感叹生命、调节情绪的过程可以增加使身体放松的5-羟色胺的分泌，使人摆脱寂寞，更加积极乐观，心态平和。在喂鱼的过程中，也会促进老年人活动身体。

送手表。父母退休前，起床、吃饭、上班，生活一般很有规律。但退休后，这种规律通常会被打破。给父母买块手表，最好是那种字盘大、容易辨认的，鼓励父母规律生活，按时做事，这样患老年痴呆症的概率就会降低。

送化妆品。化妆可以增加自信，化妆后的老人会变得明快、开朗。可以给母亲买一些适合老年人的化妆品，如果全家人有意识地夸奖母亲化妆后的变化，母亲自然会有坚持化妆的愿望和自信了。化妆是让老年人积极外出参加活动的一个契机。

带父母定期体检。坚持带父母定期体检，则一些微小的病变在没有出现症状之前便可及早发现，进而得到及时的治疗。一般来说，体检每年至少进行一次，老年人最好一年两次，主要检查以下内容：测体重；测血压；做心电图检查；做 B 超检查；做胸部 X 线检查；化验血脂、血糖、血尿酸、尿常规等。

送血压计。血压是健康的晴雨表，送父母一个家庭用电子血压计非常重要。老年人觉得头晕、胸闷不适时，要及时量血压。平时早晨起床后，最好也量一量血压，以便更早地发现异常，及时控制。

送吸尘器。老年人支气管黏膜的机能会逐渐衰退，把外部进来的灰尘用痰的形式排出体外的能力也随之下降，故容易得肺炎和哮喘等疾病。送父母一个好的吸尘器，再加一个空气清洁器，可以帮父母营造一个清新的居室环境。

送新鲜食品。应季的蔬菜、水果、肉类营养价值最高。以西红柿为例，它是夏季成熟的蔬菜，夏季时维生素 C 和胡萝卜素等营养素含量比冬季时高两倍左右。应季食品中所含的抗氧化物质也是最高的，对预防老年痴呆症、肠癌、心肌梗死等疾病有良好的作用。

送电热水壶。随着年龄增长，人体内的水分会逐渐减少，要经常提醒父母不要忘记及时补充水分，每天喝水不要少于 1500 毫升。考虑到父母年老体弱，用暖水壶倒水很危险，送 1.5 升以下的电热水壶给父母，让他们随烧随喝，即避免了危险，又能控制每天的饮水量。

陪父母去高档餐厅用餐。享受生活，也是我们活着的一个目的。父母上了年纪之后，往往是"昨天的事记不住，过去的事忘不掉"，前一天吃的是什么东西可能记不得了，但在高档餐厅吃过的菜肴会记得很清楚，因为在高档餐厅，边品尝美食边聊天，味觉、嗅觉、视觉、听觉等都被调动起来，对大脑的刺激能让父母保持持久的记忆，他们也会有一种开眼界的感觉。

送红葡萄酒。红葡萄酒中多酚的含量比白葡萄酒多10倍左右。多酚对预防癌症和衰老有很大作用，可以使尿酸值降低，还能减低患心肌梗死的风险。喝红葡萄酒时，大脑还会产生大量的多巴胺，这是一种能给人带来快乐和幸福感的神经传导物质。建议喝葡萄酒每天不超过50~100毫升为宜。

送木糖醇口香糖。咀嚼口香糖时会分泌唾液和有抗菌作用的酶，对龋齿和牙周病的预防有一定效果；此外，口香糖能够清新口气，缓解压力，协助戒烟。口香糖中木糖醇的含量越高，防龋效果越好。要注意选择饭后和零食后咀嚼口香糖，每次咀嚼口香糖应控制在一刻钟以内。同时，要多提醒父母平时吃东西时也要认真咀嚼，这样有利于保持牙齿健康，还能保持大脑灵活。

送蔬菜种子。给父母送些种子，让他们在阳台上、院子里开辟一块家庭小菜园，在身体活动的同时，让大脑也运转起来。这有助于父母保持年轻的心态，在农作物种植中产生成就感和自我价值感，会更加积极地面对生活。此外，父母把自己种的菜送给邻居和朋友，还可以扩大社交圈。

送问候。在外工作的孩子，不要忘了每周给父母打一两次电话，告知自己的近况以免父母担忧。同时还要不断地用新话题来刺激父母的大脑，例如不妨把受欢迎的电视节目、流行音乐、新颖的商品等介绍给父母。打电话时，还能捕捉到父母声音的变化，从中了解和掌握父母的身体状况。

送书法绘画用品。老年人在练书法及画画时，手、脑、眼同时运行，能增强大脑的活跃度，起到调心静气，益寿延年的作用，既排遣了老年人的寂寞，还有助于预防老年痴呆。

送手机。有些老年人觉得手机过于复杂，难以掌握，花钱又浪费。子女要告诉父母，你们出去活动带上手机，如果有需要，可及时给我们打电话。当然，子女不要忘了把自己的电话号码储存在父母手机的通讯录中，让他们很方便打给自己。也可以用短信与父母联络，经常给他们发一些保健、问候信息。对父母来说，会使用手机的多种功能，也会给他们带来很大的自信。

陪父母去歌厅。到卡拉OK厅不仅是娱乐，还是一种针对老年人的健康疗法。边看字幕边跟着唱，可以有效地刺激大脑。要给父母多点唱一些红色经典歌曲，让父母在歌声中回味激情燃烧的岁月，抒发快乐的情感。

和父母一起去旅游。不妨和父母一起制订一个旅行计划，安排要去的地方、出行的路线、下榻的酒店和交通的方式，这也有利于锻炼父母的大脑。但不要忘了出门前给父母做个全面体检，带上必要的药品。

带父母看戏剧。观看戏曲、歌剧、京剧、话剧等舞台演出时，通过仔细听台词，可以刺激大脑掌管听觉的颞叶，能有效地预防老年痴呆。看舞台剧需要自我打扮好后才出门，由此而造成的紧张感对大脑也是良好的刺激。

送冷暖空调机。秋冬季的寒冷和夏季的炎热让老年人倍觉难熬。给父母安装一台冷暖空调机，一机两用，一举两得。老年人生活在舒适的房间内，心情好，休息好，身体自然也就好。但要注意冷空气不能直接对着老年人吹，以免受凉或关节痛。

送保健品。老年人由于功能的减退及食谱的单一，容易导致某些营养物质的缺乏。因此，有意识地选择木耳、蘑菇、核桃、酸奶、绿茶、钙镁片等保健食品，让父母经常食用，可增强体质，益寿延年。还可以选择好的保健用品如健身器、按摩器、磁水器、健香袋等送给父母，让父母生活更舒适，保健更方便。

送玩具。"老小孩"的意思就是说人到了老了的时候，性格就会像小孩一样，很天真，很任性，情绪会喜怒无常。买些诸如遥控车、游戏机、布娃娃等玩具给父母，让他们享受或与孙辈小孩一起享受玩的快乐。在玩的过程中锻炼大脑，活动手指。

送家庭用体重秤。体重是人体健康一个重要指标，过胖过瘦都不好。最好把体重控制在正常范围内（就是身高减105，加减10%内都是正常范围。超过10%视为超重，超过20%视为肥胖）。老年人可以天天称一下自己的体重，尤其要注意短时间内体重减轻过快；也要注意不可过胖。"裤带越长，寿命越短"，肥胖容易罹患多种疾病，如糖尿病、冠心病、高血压、关节炎等，也很容易早死。

对父母的关爱一定要体现在行动上。在外工作不管是忙是闲，不要忘了《常回家看看》的歌词：

"找点空闲，找点时间，领着孩子，常回家看看。带上笑容，带上祝愿，陪同爱人，常回家看看。妈妈准备了一些唠叨，爸爸张罗了一桌好饭。生活的烦恼跟妈妈说说，工作的事情向爸爸谈谈。常回家看看，回家看看，哪怕帮妈妈刷刷筷子洗洗碗。老人不图儿女为家做多大贡献呀，一辈子不容易就图个团团圆圆。常回家看看，回家看看，哪怕给爸爸捶捶后背揉揉肩。老人不图儿女为家做多大贡献呀，一辈子总操心只奔个平平安安。"

回家时一定要带些礼物送给父母，哪怕是一捧瓜子，都可以表达自己对他们的爱、关心和感激。

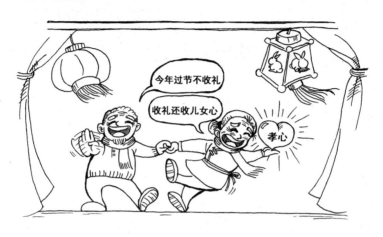

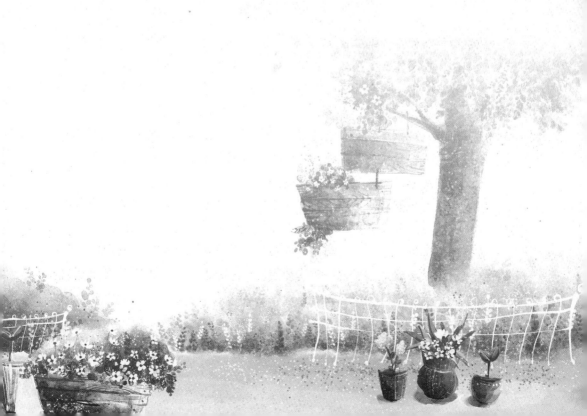

十九、微生物漫谈

大千世界，五彩缤纷。提起生物，人们常常想到的是鸟、兽、鱼、虫及树、木、花、草。其实，在自然界中还存在一类低级生物，它们体形微小，构造简单，绝大部分肉眼直接看不见，因而叫做微生物。

微生物的特性

微生物种类繁多，至少在 10 万种以上。按其结构、组成等差异，可分为病毒、细菌、衣原体、支原体、立克次体、螺旋体、放线菌和真菌等。

大多数微生物是依靠外界已经存在的养料生存的。这些养料主要是糖、脂肪和蛋白质等有机物质。微生物的"胃口"好得惊人，地球上任何坚硬的有机物质，总有几种微生物可以把它们"吃"掉。动物不能吃木头，而有些微生物不仅可以吃掉木头，还能够把它们改造成人和动物能吃的食物。例如，香菇、木耳、银耳就是靠吃木头生长起来的。

微生物是否也要呼吸氧气呢？对大多数微生物来说，离开了氧气是不能活动的，但也有一小部分微生物却喜欢在没有氧气的地方生活。

在静静的池塘底下，有时会有一串串气泡冒到水面上来，这些泡里的气体叫做沼气。沼气可做能源，是一种优质燃料。它是怎样产生的呢？在没有氧气的池塘底下，有许多活动频繁的细菌，其中的甲烷细菌吃掉了有机物质，从而产生了沼气。

微生物的活动也要依赖于一定的温度。就说细菌吧，它们对温度的要求各不相同，可以分为嗜冷菌、嗜温菌和嗜热菌三大类。嗜冷菌、嗜温菌分别适于在 5~10℃和 15~40℃的环境中生活，而嗜热菌甚至能生活在 90℃的高温中。

　　微生物的生长繁殖还需要合适的酸碱度，这就和我们吃馒头一样，碱小或碱大蒸出的馒头对我们都不适应。大多数微生物的"口味"与我们相近，最满意的酸碱度为中性或弱碱性。

　　正常情况下，寄生在人类和动物口、鼻、咽部和消化道中的微生物不仅无害，而且有些还具有拮抗某些病原微生物的作用。定居在肠道中的大肠杆菌还能提供人类必需的维生素 B_1、维生素 B_2、烟酸、维生素 B_{12}、维生素 K 和多种氨基酸等营养物质。

　　在江河、湖泊、海洋、土壤、空气、矿层等都有微生物的活动，其中以土壤中的微生物为最多。微生物经常黏附在空气中的灰尘上，潜伏在水中或附着于食物表面，或乘在鸟、兽、鱼、虫等生物体上，到处漫游。因此，在我们周围的各个角落，都留下了微生物活动的踪迹。那么，它们有哪些有益活动呢？

植物的"好伙伴"

　　一年四季，有许多动植物出生和死亡。多少万年以来，地面上死去的大量的动植物，为什么很快就消失了呢？植物年年生长，年年吸走地里的大量养料，这无尽的养料是谁提供的呢？

　　这都是微生物的功劳。土壤中的微生物能将动植物尸体吃掉，最后变成无机含氮化合物，供植物生长发育所需。而植物又是动物和人类的食物来源，这样的循环无穷无尽。由此可见，没有微生物，植物就不能新陈代谢，动物和人也无法生存。

　　很多地方的农民，在堆肥和施有机肥料方面有丰富的经验。堆肥和施有机肥的过程，实际上也就是调动微生物大军为植物制造养料的过程。比如，在堆肥时，怎样进行粪、秸秆及其他材料的比例搭配、加多少水、压的松紧程度如何、什么时候翻堆等，都包含着控制微生物活动的道理。

　　在微生物中有一种与豆科植物共生的菌，叫根瘤菌。它们钻到植物的根里，帮助植物吸收氮肥。在大豆、花生等作物的根部就可以找到由于这种根瘤菌活动而形成的根瘤，有根瘤的豆子的收成，常比没有根瘤的要好。人们根据这个道理制成了根瘤菌肥料，用它拌种，让根瘤菌进入农作物的根里去结瘤，帮助农作物增产增收。我国农业上已经生产和大面积应用的根瘤菌有花生根瘤菌、大豆根瘤菌、豌豆根瘤菌、蚕豆根瘤菌等，增产效果稳定。如使用花生根瘤菌一般增产 10%左右。

微生物不仅能供给植物养料，还能为植物消灭某些害虫。在植物的茎叶及其附近的地面，有时会看到一些僵死的害虫，其身体有的变黑变软，有的蒙上了一层白茸茸的毛。这是由于微生物中有些细菌、病毒、真菌等能使害虫得传染病死去。比如杀螟杆菌可随食物进入害虫的体内，大量繁殖并放出毒素，使害虫运动迟缓，食欲减退，肠道穿孔，最后瘫痪而死亡。科研工作者根据这个现象发现，用这些微生物做药剂来杀灭害虫的办法简便、有效，无污染。我国杀虫用的白僵菌制剂、青虫菌制剂、苏芸金杆菌制剂就是用微生物制成的，它们能杀灭松毛虫、菜青虫、玉米螟等害虫。

畜牧业的好帮手

牛、羊以吃草为主，而草中含有比例很大的纤维素，牛羊不能直接吸收、利用。但是，单纯吃草的牛羊却长得又肥又壮，这是什么原因呢？原来，它们得到了微生物的帮助。

就说牛吧，吃草时犹如囫囵吞枣，仓促地把大量草料吞入瘤胃。瘤胃不分泌消化液，但里面却有大量的微生物，能够帮助牛把食物中的纤维素分解成牛可以消化吸收的营养物质。这些物质逆行蠕动到口腔，经过牙齿细嚼并掺和唾液，成为半液态状，再与微生物一起进入牛的皱胃，不仅营养物质，就连微生物本身也成为含有蛋白质的养料，被牛消化吸收了。

现在普遍应用的青贮饲料，就是利用喜欢氧气的细菌和不喜欢氧气的细菌通力合作制成的。青贮的意思是把新收割的、含水量在 70%左右饲料如青草、野菜或含淀粉、糖较多的玉米秆立即送往贮窖。接着把窖口密封起来。这样，窖内喜欢氧气的细菌首先活动繁殖，分解掉一部分青贮物的组织，并耗尽窖内的氧气。这时青贮物体上附生的不喜欢氧气的各类乳酸细菌便活跃起来。它们产生乳酸和醋酸，使青贮物逐渐酸化，最后抑制住腐败菌的繁殖，使青贮饲料不仅具有长期保持新鲜多汁的特点，而且变得柔软，富有酸味和香味，家畜喜欢吃，营养价值也高。

在畜牧业中利用微生物的有益活动是大有可为的。现在，人们可利用微生物的活动，把粗饲料加工成精饲料。方法是让微生物先"吃掉"一些粗饲料中的物质。使其转变成微生物自身物质，由于这些微生物自身物质含有大量蛋白质和其他养料，这样这些粗饲料就变成了精饲料。家畜家禽肠道内也存在某些微生物，这些微生物不但不致病，而且还能做些"有益"的工作，如抑制有害微生物的生长繁殖，合成体内需要的一些维生素等。

此外，家畜家禽也会像人一样患病不适，如出现发冷、发热等症状，用某些微生物的代谢产物制成抗生素，可以有效地控制一些家畜家禽病。

工业的"尖兵"

现代工业发展的速度很快，新工艺、新行业不断涌现，而微生物的"才能"随着工业的发展日益受到人们的重视并得到充分发挥。

我们都见过天上的飞机，乘过地上的汽车，也知道它们的运行需要依靠石油提供能源。可是莽莽的原野哪儿能找到石油呢？用微生物勘探石油就是一种办法。有些微生物，如假单胞菌、分枝叶菌等常常分布在沾有石油的地方，生活在油田、炼油厂附近的土壤中。根据这些微生物在地表的有无及数量的多少，或收集地表面的气体用于培养这些微生物，看其能否生长，从而推测地下是否有石油，石油含量有多少。

石油开采出来后，并不能直接用于飞机或汽车，需要经过一定的加工处理才能使用，这个过程也可以靠微生物的帮助来完成。比如石油中含有石蜡，遇寒冷时易于凝固（大约在零下10℃即凝固）。为了降低石油的凝固点，必须把其中的蜡去掉，称为脱蜡。人们利用假丝酵母，就可以把石油中的蜡吃掉，使凝固点降到零下50℃左右。又如石油里含有硫黄，对机器、设备等具有腐蚀作用，硫黄燃烧时产生二氧化硫气体，造成大气污染。目前可用微生物的发酵作用，脱除石油中的硫。

我国不少地方盛产各种各样的麻。麻收割后，先要请微生物帮助把粘在纤维素上的果胶去掉，才能进一步加工制成衣料。有些布匹在印染以前，也要请微生物来做清洁工作，把布匹上的浆去掉，使其着色更为鲜艳。

逢年过节，亲朋好友相聚，免不了痛饮几杯，这美酒的酿造也需有微生物——真菌的帮助。在发酵工业中，求助微生物进行生产的东西很多，如酒精、柠檬酸、葡萄糖酸、淀粉酶、蛋白酶等。

对于医药工业，微生物更是离不了的"宠儿"。青霉素、红霉素、四环素、土霉素、链霉素、先锋霉素等，几乎所有的抗生素都是微生物的代谢产物。利用微生物还能制造维生素、辅酶、ATP等药物。

靠细菌冶金可不是纸上谈兵，一种利用某些微生物及其代谢产物的氧化作用，来溶解矿石中有用金属的冶炼新工艺，已被世界上许多国家所采用。

由此看来，食品、纺织、石油、化工、冶金、医药等很多行业都把微生物视为自己的"尖兵"。而这些"尖兵"出色的工作为社会增添了巨大财富。

日常生活的"贤内助"

蘑菇是人们喜爱的一种食物，但很少有人会想到，它就是一种特殊的、体形很大的微生物。有不少种野生蘑菇含有大量的营养成分，对身体很有益处。而有些野生蘑菇如毒红菌、蛤蟆菌等，虽然外观很美，但对人体却有很大的危害。因此，对一些不知名的蘑菇，不可随便食用，以免食后中毒。

微生物中能够直接作为人类食物的种类并不多，但微生物帮助人类制造食物的本领却很大。做馒头时，先要掺些面肥使面发起来，而面团发起就可以胀大。这是由于面团里的微生物活动时，产生了很多碳酸气，这些气体在面团里越聚越多，这样就使面团胀大起来。蒸馒头时，由于加热，碳酸气随之猛烈膨胀，最后从馒头里跑了出来，留下大大小小的空洞，使馒头吃起来松软可口。

泡菜也是在微生物的帮助下做成的。方法是先将蔬菜洗净晾干，再装入盛盐水的坛中（盐水含盐量3%~5%），密闭菜坛，在厌氧条件下，杜绝各种需氧性细菌和霉菌的繁殖，从而保证乳酸细菌能顺利地进行乳酸发酵。随着蔬菜体内营养成分的外渗，植物体表面附生的乳酸菌大量繁殖，积累的乳酸愈来愈多。这样，不仅限制微生物对蔬菜的破坏，延长食物的保存时间，而且可使泡菜味道更鲜美。

醪酒也是人们喜食的。酿造醪酒时，要用甜酒药与温饭拌匀，稍压实，在30~32℃环境中发酵几天才可制成，而甜酒药中就含有微生物。在寒冷的早晨，喝碗这样的醪酒不仅爽口驱寒，而且富有营养，真是一种享受。

"红茶菌"热曾吸引了不少人，当时有许多人纷纷品尝制作，而制作过程中同样少不了微生物的帮助。找一块菌膜，放入缸内，加上白糖和茶叶，倒入适量水。几天后，由于细菌的分解作用，使液体变酸变香，成为人们可口的饮料。

在炒菜或烧汤时放些味精，吃起来味道鲜美。你可知道，过去生产1吨味精需要30吨小麦呢！现在用微生物发酵法代替过去使用的盐酸水解法，生产1吨味精只需3吨薯粉，既降低了成本，又节约了大量的粮食，真可谓一举两得。

此外，还有很多食品如醋、酱、酱油、豆腐乳、臭豆腐等，在酿制过程中，醋酸细菌、曲霉、毛霉、根霉等都发挥了"贤内助"的作用。

向有害微生物开战

虽然大多数微生物能为人类从事有益的活动，但也有一小撮"害群之马"，它们到处进行破坏活动，对人类构成了很大威胁。有一类能导致人类或动植物生病的微生物，叫做病原微生物，传染病就是由它们引起的。由于开始人们不了解传染病的根源，又找不到有效的预防办法，因此就迷信地认为这是"鬼神"在害人。近一百多年来，由于科学和技术的进步，人们不仅知道了很多病如伤寒、白喉、乙型脑炎、艾滋病、脊髓灰质炎、某些先天性畸形等就是由病原微生物所引起，而且还掌握了一些病原微生物的生活习性和控制它们的办法。

传染病可通过空气、食物、水、土壤、昆虫、日常生活接触等多种途径传染他人。因此，彻底治愈病人，尽量避免与病人接触，认真做好消毒工作，大力开展爱国卫生运动，积极捕杀各种害虫，不喝生水，不吃不干净的食物，疾病流行时尽量少去公共场所，可大大减少传染病的传播机会。

人类在同病原微生物作斗争的过程中，还发现病原微生物具有一种特征，这就是把它们用科学方法处理后，其毒性便显著降低了。把这种降低了毒性的病原微生物适量地注射到人体内，非但不会致病，还能获得对某种传染病的抵抗力。即使是再次接触到这种传染病的病人，也不会发病。有些致病的细菌，只提取它们的毒素，经加工处理后，注射到人体内，也同样可以达到上述目的。在医学上，把这类能使人增强对某种传染病的抵抗力的东西叫疫苗，这是人们利用有害微生物制服有害微生物的巧妙方法。目前对儿童接种的乙肝疫苗、麻疹疫苗、脊髓灰质炎疫苗、卡介苗、百白破联合制剂等就是疫苗的具体应用。

针对有些微生物对食品、衣物及建筑物的破坏作用，我们可以采用干燥、通风、加热、冷藏和药物杀灭等一系列方法来加以控制。例如，夏天的剩饭剩菜容易坏，原因是空气、口腔里的多种微生物落入了饭菜里。如果把剩饭剩菜再烧开，不打开锅盖，这样由于在烧开时杀死了饭菜里的绝大多数微生物，减弱了它们的破坏活动能力，可使饭菜保存的时间更长一些。

对于病原微生物给家畜、家禽及鱼类造成的危害，可用药物进行预防治疗或注射预防针，以防止疾病的流行。

为了清除微生物对农作物的危害，人们已经研究出很多方法，如选用抗病强的品种、用药剂拌种、实行轮作、药剂防治等，都是防止病害的有效方法。

　　总之，人类已经掌握了许多种控制有害微生物活动的有效方法，只要我们更好地认识微生物的活动规律，就能更广泛地利用微生物的有益活动和控制它们的有害活动，并进一步把它们的有害活动变成有益活动，使微生物更好地为人类健康服务。

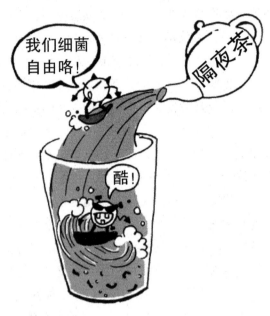

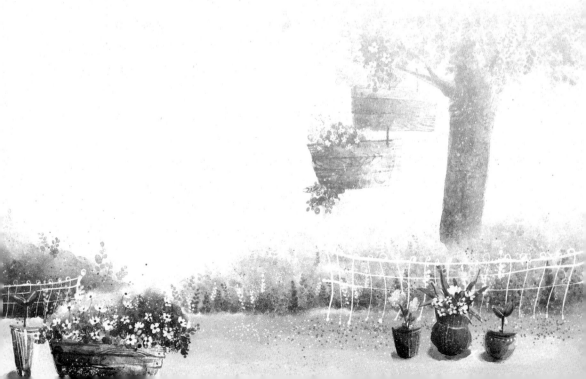

二十、美国药品监管制度的借鉴

大雪节气的凌晨，万籁俱寂。我们搭乘飞往北美的客机，经东北，穿俄罗斯，跨北极，越加拿大，历经 15 个小时，航行一万二千多公里，终于到达了纽约市。

纽约的天气晴空万里，蓝天白云彰显空气的清新。稍作休息后，我们便马不停蹄地参观了美国一家制药公司。该公司专门生产非处方药和保健品，有包括自有品牌和贴牌在内的 600 多种标签和品规，在美国行业内以年产 20 亿片的高品质产品享有较高声誉。产品除美国外，还销往中国、俄罗斯、波兰、墨西哥等国。公司总裁李总本科毕业于我校 81 级药学专业，面对母校客人，他十分热情，带领我们参观了整个厂区。

"作为非处方药，你们产品包装上的标签一直固定不变吗？"我问。

"不一定。如果 FDA（美国食品药品管理局）要求增加某种警示，那我们在规定时间内一定要更新完毕，保证以后在市场上销售的产品符合最新规定。"李总答道。

"FDA 怎样监管你们？他们的监管是例行公事吗？"我又问。

"绝对不是例行公事。FDA 检查员不会预先通知我们，可随时来抽查，有时还会翻实验室的垃圾筒，看有没有人为撕毁的检测数据。FDA 检查员从来不接受公司请吃饭，甚至他们所喝的瓶装水都自己带，每次来查的人也不同。"

"你们怕查吗？"

李总笑道："不怕。我们的自检很严格，第三方机构的检查评价也很规范。公司里的一些自动记录仪甚至要通过无线网把数据传给第三方机构保存，排除造假的可能性。"

"李总，我还有一个问题，国内一些企业造假，生产的药品甚至有'低质合格品'之说，即用苹果皮代替橘子皮，做出了的药品检测合格。美国会吗？"

李总凝思了一下，说："我们不会的。我们不会毁掉信誉，那样做所付出的代价太大了。一旦被发现，很可能工厂的牌照会被取消，当事人也可能一辈子再不允许进入这个行业，而且没有任何机会通过拉关系把这种惩罚减轻或免掉。"

美国建立的最严格的药品监管制度是其历史发展的客观需要。

在1906年美国《纯食品和药品法》的形成过程中，化学家哈维·威里做出了卓有成效的贡献。作为美国农业部化学局的负责人，威里于19世纪80年代在美国不同地区建立检验机构，对食品掺假进行检验；1887年到1893年间，在威里的主持下，农业部化学局出版了由8部分组成的"食品和食品掺假"报告，指出许多食物都普遍存在掺假问题。在他看来，美国经济的结构变迁促使了食品药品供给的转型，他把那些所谓的秘方、药膏、药械中充满了鱼目混珠的情况，视为"最卑劣与无耻的恶"。尽管威里赢得了越来越多人的尊重，但是他希望通过立法来增加政府药品规制权限的努力，却屡遭失败。因为美国社会普遍奉自由放任为准则，认为美国宪法中的商业条款不允许联邦去规制产品生产。威里深感自己所做的一切，都犹如登山爬坡，难达目标。

1899年，威里作为首席化学家，在一份年度报告中指出食品药品的虚假标签，将威胁到数以百万计的美国人的健康。1902年他就任农业部化学局局长之后，成立了有毒物质稽查分队，在1905年至1906年间，威里在克林斯周刊上写了十多篇文章来揭露药品掺假现象。威里还参加了1906年《纯食品和药品法》提交到参议院之前最后一稿的拟定。

恰逢天时、地利、人和，此时药品规制法通过过程中至关重要的人物——老罗斯福总统登场了。在西奥多·罗斯福的政治生涯之初，他坚决反对联邦政府对私人领域的规制。1898年，他组织了一支志愿骑兵队去古巴参加美西战争，由于从美国运送的大量罐装肉制品都是变质食品，造成数千美国士兵生病，数百人死亡。1905年12月，西奥多·罗斯福向国会传递了一个重要信息："我建议应该颁布这样一部法律，对贸易中标签不实的和掺假的食品、饮料和药品予以规制。这样一部法律将保护正当的生产和贸易活动，将保障消费者的健康和福祉。"老罗斯福总统成为第一位将联邦食品药品立法作为自己任期内主要目标的总统。

1906 年 2 月，以"揭露真相"为己任的新闻记者阿普顿·辛克莱出版了一本题为《丛林》的小说，在这部小说中，他以 15 页的篇幅，对当时美国肉制品污秽不堪的加工过程进行描写，引起了公众极其强烈的反响。西奥多·罗斯福立刻命令劳动部部长和一名社会工作者对肉类加工业进行彻底调查。而调查报告中所揭示出的诸多耸人听闻的事实让西奥多·罗斯福感到震惊，他最终决定将这份报告公之于世。这份报告引发了公众的咆哮，也成了《纯食品和药品法》最终获得参众两院通过的触媒。

美国 1906 年《纯食品和药品法》的颁布，成为美国药品规制的肇始。规制机构得以对掺假以及标签虚假的药品加以规制。法律的执行可以由事前的行政规制，事后的处罚和起诉，以及某些前置性的引导性模式来完成。

美国药品监管的上述历史，值得我们回味和借鉴。

从行为理论的视角看，生产经营者违法违规的驱动因素包括三个方面：一是想违法，二是值得违法，三是敢违法。而正常情况下，药品安全主要依赖生产经营者的自检自律、第三方的科学评价、监管部门的严格抽查、社会公众的有效监督，辅之以必要的惩罚。然而当前我国药品安全领域乱象丛生，生产经营者的自律、有效市场机制的培育和良好社会监督氛围的形成都需要较长时间，政府需要尽快做的，就是用严刑峻法让人不敢违法，即"重典治假"。换言之，越是提倡和谐社会，越是想成为强国，就越要提高政府监管的有效性和公正性，营造生产经营者意识里不想违法，行为中不能违法，后果上不敢违法的社会环境。

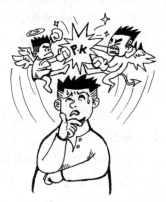

人们总爱赌天使与魔鬼谁会赢

二十一、给有能力的学生一个机会

2010年4月上旬，我校研究生招生进入复试阶段。作为研究生导师，考虑到下现场的艰辛及安全，我希望招收一名本科就读于预防医学专业的男生。4月2日上午我接到一名女学生的电话，通过简单的介绍，我知道她是一所中医学院就读卫生事业管理专业的学生，想咨询一下调剂的事情。在电话中我能听出她对学习的那份渴望，我也知道能考取382分的成绩，这其中少不了她对学习的那份执着，虽然她的条件与我希望的有些距离，但我还是决定和她见面谈一谈。

在办公室的见面交流中，她举止大方，语言表达的逻辑性也很强。我决定临时考考这个学生的文字表达能力，于是对她说，你自由发挥，写一篇一千字左右来我校的感想，要体现文学色彩。这是临时采取的测试，这位学生在半个多小时的时间里写出如下文字：

四月一日的愚人节昨天刚过去，今天倒是又把"清明时节雨纷纷"的情境演绎得很到位。下雨了，对着窗外的雨不免让人陷入沉思，沉思这几天在广药的境遇，随之也产生了许多感想。

在这里，老师对学生的态度及师兄师姐们对我们表现出的关心，让我感受很深。刚到这里，师姐她们就给了许多金点子，如要我们及时和老师取得联系。在与研究生招生办的老师们沟通时，老师们也很热情，对我们的情况也给了不少建议。由于我调剂的时间有点晚，所以要在清明假期之前了解老师们的招生情况，只有抓紧时间把握机会才能更胜一筹。

在公共卫生学院楼下，我的脚步放缓了许多。因为我被楼下关于公共卫生学院的公告栏给吸引住了。在这里，我知道我一定可以学到许多知识。这里它强调"一先三更五能力"，我被它里面的内容给打动了：它强调做事先做人，要做一名有理想、有道德、会感恩、不怕吃苦、乐于奉献的人；它强调态度比能力更重要，方法比知识更重要，行动比构想更重要；它还强调这里的学生应该具备文字语言表达能力、人际沟通合作能力、专业知识和操作能力、计算机应用能力和科研能力。

我想作为一名合格的研究生确实应该以能成为"一先三更五能力"的人为目标。在英语当中，假如26位英语字母按阿拉伯数字排列顺序，您知道是哪个英文单词会拥有"100分"这个骄人的成绩吗？不是"money"，不是"hard work"，也不是"time"，而是"attitude"。这是我印象最深的一项文学记录结果。因为拥有金钱，挥霍时间，没有忠诚的态度去对待事情，任何情况都不能如愿以偿。不管在学习方面还是生活方面，一颗感恩的心，一份不怕吃苦的精神，一种积极乐观的态度都是我们时刻应该准备的，这也是广药打动我的一个因素。不管是在准备学习的阶段，还是在与老师沟通的时候，都应该带上自己最真诚的态度。

现在我对"行动比构想更重要"有了更深的体会。从调剂到现在我都是在做准备，直到今天我才有了机会采取行动。在本科实习的时候，就曾注意到墙上有这么一句话："好构想+不行动=零。这是有道理的，任何事情想到做不到，那也只能在我们的大脑的幻想国度里存在，它不能被他人所了解，也不能为他人所接受。想到就要做到，做了就要做好。如果不是对这个信念的重视，我现在可能也只是在电脑前构思着调剂的情况，构思着往后的各种可能。可是我不选择单纯构想，我在用我的行动证明，我也希望老师能看到我所做的准备。

在大学期间，和同学们沟通的能力的基础是有的。可能在校内与在社会这两个场所对沟通的要求不一样，广药的老师们还强调方法比知识更重要。我希望能有机会调剂到广药，学习老师的方法，借鉴师兄师姐们的方法，总结出一套有自己特色的方法来学习知识。专业知识在不同老师的研究领域会有不同的要求，我知道自己某方面知识累积的深度还达不到要求，但我会以一颗真诚的心，一种积极的态度，一套科学的方法来增强自己的科研能力。

在大学期间喜欢看英语沙龙里所讲述的小故事，印象一直很深的是关于一篇名为"尽力与全力以赴"的寓言。这是一个激励版的老故事了，讲述的是一头追赶的猎狗和一只全力以赴逃离险境的野兔。其实成功与否不在于猎狗和野兔自身所具备的奔跑能力，而在于它们对待事物的态度。猎狗把追赶看成是可有可无的任务，不完成最惨也就是被主人骂几句而已；而野兔呢，它把奔跑看成是生存的技能，如果它被追上了，那么它的下场可想而知。不管是什么事情，我们都应该重视起来，只有态度摆端正了，才能把自己的潜力与能力发挥到极致，也才能交出一份漂亮的成绩单。

在来广药的第一天，我的态度已经摆好了，我希望能有机会成为广药中的一员。"attitude"＝1+20+20+9+20+21+4+5＝100，希望我的态度可以让老师给予一次机会。

上文所表达的内容是积极的，态度也是诚恳的。在文章末尾，她还很细心的想到把字数估计出来供老师参考，这是一个细节之处，从这里我也看到了她对学习的认真态度。正如她在文中提及的，"态度"的英文单词"attitude"的英文排序号相加起来刚好是一百分，巧合地印证了态度的重要。

美国第30任总统卡尔文·柯立芝曾说过："世界上没有任何东西能够代替坚持，天分不能，有天分却一事无成的人再常见不过了；聪明不能，人们对一贫如洗的聪明人司空见惯；教育不能，世界上有学历但到处碰壁的人多的是。唯有坚持和决心才是最重要的。"正是这位女学生的态度感染了我，她那份坚持打动了我，所以我决定让她参加复试，而她也很好地把握住了这个机会，实现了成为研究生的梦想。

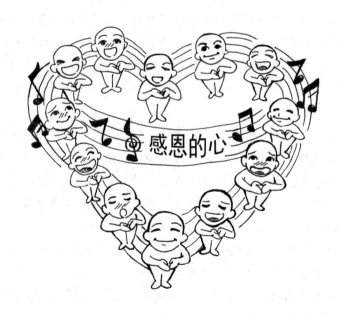

二十二、面对高考，考生容易出现哪些问题

高考临近，面对高考压力，考生容易出现这样那样的心理、生理问题，其中最主要的有压力过大、睡眠不好、情绪烦躁。

压力过大

高考是考生高中阶段的一件大事，考生对此非常重视，此时容易产生较大压力，而人在压力过大的情况下，有一些身心反应，不仅心理有变化，生理上也会有变化。

在心理上，容易出现躁动不安的表现。距离高考剩下的时间越短，考生越会显得特别着急。急着做这个做那个，总觉得时间不够用，事情做不踏实，自己定的目标也达不到。

个别考生在长时间、高强度的复习中，经过一次次的练习、模拟考试，深感力不从心。原来制订的计划完成不了，本来挺容易的题也做不出来。还有的考生因为练习、模拟考试的成绩有起伏，从而容易影响信心，担心高考时也发挥失常。

在生理上，考生容易感觉疲劳，出现心跳加快，呼吸急促，出汗增多等现象。

应该说这些反应都是正常的。遇到这些情况，考生不要惊慌。面对人生中一次重大的考试，紧张是正常的，说明考生重视和在意高考对命运的影响。对此，调节方法有：

可以做做深呼吸，或者微微闭上眼睛，让自己沉静下来，寻求放松。

要想到所有的考生都会面对压力，而高考的压力还是在考生可承受的范围之内，不存在挺不过去的现象。

给自己以安慰：我已尽力了，顺其自然吧！

一定要安排好自己的计划和目标，期望值不能过高，要找到自己的最佳记忆时间，提高效率。

俗话说"熟能生巧"，经常做一些类似的模拟训练，会让自己适应考试情景，产生"其实高考和平日的考试没什么不同"的感觉。

适当运动、听音乐、聊聊天、翻翻杂志、看看电视，都是自我放松和休息的方式。运动减压效果较好，像散步、打球等对缓解紧张情绪都很有帮助。此外，轻柔的音乐也可以让人缓解和释放压力。

可以找老师、家长或者朋友沟通交流，不要将压力、烦躁的情绪闷在心里。有条件的话，也可以找心理老师，请心理老师给一些建议。

睡眠不好

随着高考的临近，一些考生开"夜车"复习，废寝忘食；还有一些考生不断给自己加压，复习这儿思考那儿，睡眠无规律，出现焦虑、失眠等现象。

大脑过度疲劳是不可取的，调整睡眠很重要。熬夜学习，会让自己形成不良的节律惯性，适应不了考试期间的作息时间。

因此，一般晚上11点左右，就应该做睡眠的准备。考生要保证每天7~8小时的睡眠。如果睡眠不足，就容易出现烦躁，思维跟不上趟，反应慢，上课迷糊，注意力不集中，容易走神等现象。

调节方法有：

放松心情。考生应该清楚每天能做多少事，然后集中最好的状态来做。人的精力都是有限的，休息是为了更好地学习。

增加自信。临考前，不要再做很多难题、新题，应该强化已经掌握的知识。

注意锻炼身体。每天保持1小时的运动，有助于提高睡眠的质量和学习效果。

养成良好的作息时间，不要给自己硬性规定必须做完多少练习才能睡觉。

改善睡眠环境。要避光、舒适、温度适宜，最好在 18~26℃之间。

睡前不宜饮浓茶、咖啡等提神饮料。

情绪烦躁

一般情况下，越临近高考，学生越应该把时间抓得更紧，即效率应该越高。但是现实中，常常会出现越到高考时，一些学生往往开始出现心里堵得慌，吃不下，睡不着，害怕在考场上考砸了，但又看不下去书，心绪烦乱等状况。个别考生甚至把家长作为"出气筒"，随意训斥。

调节方法有：

避免消极的心理暗示。不要想："我不行。""英语我肯定考不好。"应该理性地定位高考，尝试带着一颗快乐的心迎接考试。要告诉自己："高考是我人生路上的一次挑战，只要我参加了，我努力了，就无悔了！"特别是高考当天，更应做好心理调节，进考场前告诉自己："我会尽力的，我一定能考好！"拿起试卷时，要做这样的心理暗示："谁都有做不好的题，我应该比别人好多了！""我做不好，别人可能做得更差！"

按照各学科老师之前提示的复习方法学习、考试技巧答题，先做那些自己感觉容易的题，有了信心，就可以更好地完成其他题目或内容。

量力而行订计划。不要超出自己的水平，做不到的计划就不是好计划。要专注于自己能做到的事情。

不要过于关注结果，"谋事在人，成事在天"。做到全力而为，不给未来留下遗憾。

父母要认识到，过高的期望和压力对于孩子的考试成绩不仅没有帮助，可能还会起到反作用力。要想让孩子考出好成绩，就要想办法帮助孩子减轻压力，放松心情，使孩子在考试前和考试中心态平和，情绪稳定。只有这样，中枢神经系统才能处于良好的工作状态，达到思维敏捷灵活，想象力丰富，容易出现灵感的状况。这是考生发挥正常的重要心理基础。

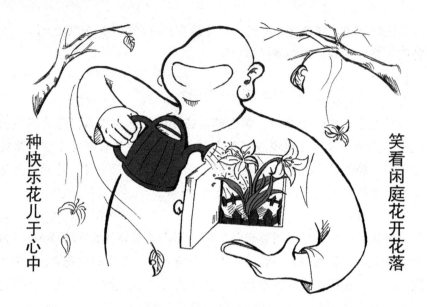

笑看闲庭花开花落

种快乐花儿于心中

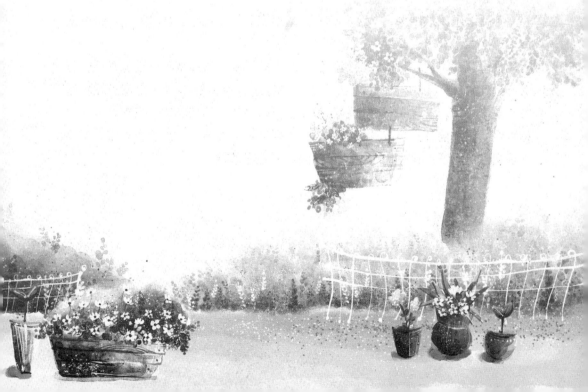

二十三、孩子模仿大人亲吻怎么办

邹教授：

您好！有个读者的疑惑还请你解答：一户人家里办婚事，按照结婚习俗要童男童女跳床。一对孩子幸运地被选中了（男孩八岁，女孩六岁），作为金童玉女到婚床上跳床，两个孩子很开心，在床上蹦跳着，结果两人抱着做出了亲吻动作，大人笑话他们不要这样，他们反而更疯了，又亲吻了几次。这两个孩子天真说，电视上常看到大人这样做，为什么他们不可以呢？

孩子如果模仿大人的亲吻行为怎么办？大人面对这样尴尬的场面是该阻止孩子还是实施冷处理？

叶＊

叶＊：

你好！

来信收到。

孩子的天性决定了孩子好动、易模仿，特别是模仿一些动作后，大人开心的、惊奇的笑，都会鼓励孩子继续进行这一活动。面对孩子模仿大人亲吻，我认为要注意以下几点：

1. 大多数孩子与异性伙伴拥抱亲吻，往往是用从大人那里学来的动作语言来表达自我天真的喜爱之情，是一种纯模仿性的行为。从本质上讲他们并不理解这种动作的真实含义，因此，作为家长不必过于担忧。

2. 家长看到孩子这种行为后，若采用打骂的做法则反而会给孩子的心灵带来负面影响。比如，有的孩子会在逆反心理的作用下更频繁地模仿这种动作；有的孩子会产生自卑感，从此不敢和异性伙伴游戏接触，这可能导致孩子长大后与异性人际交往困难。

3. 家长也不应该把这种现象当作笑料来讲或采取无所谓的态度，这样会让孩子认为这种行为是成人肯定或赞成的，会促使孩子更积极地模仿。久而久之，一旦这种行为得到强化，会影响孩子以后正常的心理发育。

4. 在此现象发生时，家长可采用转移法，用不经意的语言告诉孩子，"我们该去看看他们家的小猫了。"从而转移孩子的注意力，减少玩这种模仿游戏的机会。

5. 对待年幼的孩子，家长在日常生活中应尽量避免让孩子看到影视画刊或夫妻生活中表示性爱的动作和语言，多对孩子进行日常行为规范性宣传和引导。另外，开展适当的性教育，讲一些简单的生理卫生知识，有助于消除孩子对异性的神秘感。

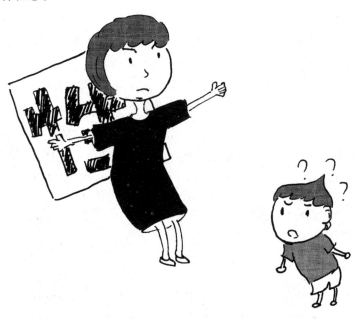

二十四、人生要考虑该做什么，不 该做什么

——与一位同性恋倾向者的对话

2008 年，一位学生以"邹老师，学生有心结！"重复给我发了三封信，这是我第一次面对此类问题，我们的交流也由此展开……

邹老师：

您好！

自从大一听了您的讲座后，就一直有向你倾诉一下心事的冲动，但是，我一直害怕您没有空闲的时间，一拖再拖，拖到了大三，这期间，我整整考虑了两年。

看了您的书，听了您的课，您的机智、风趣、幽默、和蔼、慈祥、儒雅、才华、修养、成就等等所有的这些，让我从在开学典礼上第一次见到您之后就深深地留下了您大魄力的印象，仰慕崇拜之心油然而生。更重要的是，您让我产生了十二分信任感，这就足以让我把对自己冻结了近十年的心冰在您对学生的那种温暖热情下溶化！您的人格魅力，霎时间让我企图隐藏一辈子心事的决心土崩瓦解，我顿时失去了保护自己的精神支点，以博取一个学识渊博的长辈的理解！

老师，您听过汉哀帝和董贤的故事吗？您听过白先勇与王国祥的故事吗？如果不知道，那您总该听过断袖之癖这个成语吧？这个成语正是引自汉哀帝和董贤的典故！以前我总是不愿意去了解这些，我真的害怕我会变成其中的一

员，这就是为什么两年前想跟您说但又不敢面对的原因之一，大多是我带着自欺欺人的语言过滤器吧，认为我一说出同性恋等这些词语我就成为名副其实的主角了，其实，说与不说都是一样的下场，我仍然是一个同性恋人，而且是恋中的那种，悲哉！！我一想到这些有时浑身上下从灵魂到肉体都充满了罪恶感，更不用说以后可能要亲身经历了，这些与人类爱情主流彻底相违背的走向，让我的心理蒙上了一种类似遭天谴，不得善终的阴影，让我对生活，对未来，对家庭统统这些在平常人看来意味着幸福的字眼充满了恐惧，我突然间失去了期待。

自从我知道我的真实身份以来，我曾常常整天埋头在文学的书海中，不问世事，也曾好几天缄默不语，甚至想过用极端的方式结束自己的生命。现在想想，我真的庆幸自己当初没有一失足成千古恨，何况自听了您的讲座，看过您的书后，深深知道生命的意义！其实励志的书我看过不少，虽然看时豪情万丈，信心倍增！但过后我又会陷入困惑与迷茫中，我该怎么面对周围还不知情的朋友们？面对自己的亲人？面对世俗的眼光？面对自己的人生？我知道，当代的中国社会，这种人是受唾弃的，歧视的。不知道老师可有这种想法？我曾射影含沙的暗问过周边朋友对这种人的态度，令我伤心的是，他们的统一表情惊人相似，都是一副很不屑，很恶心，很仇视的嘴脸！而且还会说诸如不正常，神经质，变态等词汇来形容我们，所有诋毁生命的字眼他们毫不客气的冠冕堂皇的扣在我们的头上。他们完全不同情，他们所侮辱的对象的生存状态——生存在地球的背面，永不见天日！但是我真的想大声呼吁，我们也是正常的！请不要用宗教式的行为和眼光来剥削我们这群"异类"！

冯骥才说过，没有家的人生是不完整的人生。而我非但没有家，连爱情也是一种奢望，甚至是天方夜谭！每当夜幕已至，万户千家，灯火通明，人人都有肉体和灵魂的归属，而我正在流浪，也将永远流浪！

老师，不知你能不能体会到学生的心思？

我说了这么多，可能老师会认为我是一个胸无大志，不学无术，不务正业，整天想入非非的浪子，其实我不是，我真的不是。我在生活中，跟世俗标准的"正常人"大同小异。我也有理想，有爱好，有朋友，有特长，有抱负，有爱心，有原则……因为我也是个人，同样有社会性和自然性！所有这些，得以让我在日常生活中佯装得不露痕迹。经过了多少年的挣扎，我现在已不像以前那样悲观了，虽然有时会对未来产生战栗感，但积极的生活观一直在劝导我勇往直前，不要离弃亲人，不要放弃理想，不要丢弃朋友，不要抛弃自己。健康新观念，生命深含义，这都是院长在课堂上跟我阐述过的；做事先做人，一先三更五能力；既然帷幕已经拉开，那就开心的演出。而我这个人又喜欢演出，我似乎又有了期待！

多想和老师您面对面私下里促膝长谈，但是我怕，我怕把工作看成第一的老师无心问候学生的心事，我怕突然面对一个这么了解我的人而不知所措，我怕面对着一个知名的学者长辈而扭曲最自然的最平常的社交方式，我怕在一个特定的环境里涉及某话题会让我陷入困窘，我怕会在一个不适当的场合公开身份之后会遭到不公平的报复，即使有千万个怕，我还是很想！

我都不知道我写了多少字了，总是感觉有很多说不完的话，那也难怪，沉淀了近十年的心事，哪能一下子说清道明，而且是第一次说出来！何况，我是在跟一个我很喜欢的，才华横溢的学者谈心。我谈得这么投入，多么希望信的那边有一双亲和的目光在逐字的理解着我，安慰着我，鼓励着我。

谢谢老师能抽空看完我的信，我知道您是一个得不了闲的人，几乎是日理万机了！但您对学生们的呵护，您对学生们的关怀，充分体现了您一个似忘年之交的长辈平和易近的形象！感谢广东药学院，感谢公共卫生学院，出了一个区别于其他领导气派的领导！还望老师能抽空回信。

祝，身体健康，工作顺利，合家幸福。

学生：程＊＊

小程：

你好！

非常抱歉这两天开会未能及时给你回信。

很感谢你对我的信任，也很理解你矛盾的心理和内心的苦痛。

人从出生起，其生物学的特征（包括性别）决定了社会对他（她）的期待和要求，他（她）也会在这种期待和要求中逐步完成一个人的社会化过程。生物属性和社会属性的健全是一个人立于社会，展示才华的基础。这其中个别人生物属性与社会属性的偏倚或不相吻合，即使自身产生矛盾的心理和痛苦，也会产生社会适应性的困难，甚至给他人（特别是挚爱自己的父母和亲人）带来麻烦和忧愁。因此，追求与他人、与社会、与环境的和谐相处是每一个有责任感之人必须深思的。

同性恋，作为一个醒目的字眼，很多人不理解它，对它有偏见。对"同性恋"的存在应有一个客观、科学的认识，不能一概否认。现实中确实存在同性恋的人和现象，而真正的同性恋是不想改变自己，也不感到内疚、痛苦，一般也不要求进行心理咨询和治疗的。但若一个人不是刻意追求同性恋，或是也从没有这类行为，而只是停留在想法和怀疑上，同时，又非常想使自己摆脱，那么，改变是能够做到的。我想这与我是个"左撇子"，由于社会的期待和要求，我不得不改为右手吃饭和写字一样。改变只是一时的不适，改变后与常人无异。

无论如何，同性恋是男女两性关系的一种反常现象。此种现象在过去受禁忌隐而不见。随着两性关系趋于开放，又加之艾滋病的发现，此种现象较以前引人关注。如果发现自己有同性恋倾向，该怎么办呢？自怨自艾无济于事。目前而言，可以从三个方面加以调整：

1. 自尊自爱，广交朋友。既不要因为自己的同性恋倾向而自责，也不要让这种"恋情"任意滋生泛滥。如果不顾一切地恋上某一同性，甚至与同性建立"恋爱"关系，确是一件很麻烦而危险的事。理智的做法应该是广交朋友，既有同性的，也有异性的。这不仅有助于冲淡自己内心的矛盾，而且客观上也有助于维护自尊，不至于过重地受到心灵伤害。

2. 查清原因，寻求对策。同性恋的形成，可能有先天的因素，也可能是后天环境造成的，情况比较复杂。查明原因有助于采取针对性的措施矫正。建议你在心理医生的帮助下，弄清自己之所以产生同性恋倾向的原因，并制订出相应的矫治措施。

3. 希望你到我办公室来，我们还可以从社会医学的角度，以知心朋友的身份共同交流思想，寻求对策。

世上陈姓很多，而程姓不多。"程"乃遵守程序，"程"乃前程似锦。敢于敞开心扉，足见你的勇气和愿望。我相信你的天赋，相信你的智慧，相信你的毅力。这些足以让你战胜各种困难和挫折，在适应社会中改造社会，无愧于父母、无愧于朋友、无愧于社会的期待！

再次谢谢你的信任。

祝你快乐！

邹宇华

邹老师：

　　您好！

　　谢谢老师百忙之中回信，信中言辞精辟，实为专家之谈吐！

　　老师给我列了三个方案，我还是选择第三个吧，因为其他两个我自己反省过了，也努力过了，但不奏效！希望老师您当面给我指条路！但我怕贸然过去会打扰到老师的工作，所以请老师给个您有空的时间段我再过去吧，夜晚时间更好，这样就没人发现我们的话题，更没人知道我。因为我有时刻保护自己隐私的潜意识，这可能是这个社会对我们这类群体还不能完全接受的敏感反应所激发的。不知老师什么时候比较有空？

　　再谢过！

学生：程＊＊

小程：

　　你好！

　　今天我整天在办公室，明天出差。如果选择夜晚，下周一、二下午下班后到晚上八点我在办公室等你。能告诉我你的联系电话吗？因为学校有其他事时我会及时联系你。我的手机是 138＊＊＊＊＊＊＊＊。

　　快乐属于你！

邹宇华

邹老师：

　　您好！

　　谢谢老师的体谅和提供手机号码，那我下周一 6 点左右再去您的办公室！我的手机是 159＊＊＊＊＊＊＊＊。

　　恩师难忘，刻印于心！

学生：程＊＊

　　注：之后我与小程敞开心扉畅谈了三个多小时。

邹老师：

　　您好！

　　真的很对不起，我又要开始打扰您了，尽管我清楚您很忙，但是我还是遇制不住自己心中年轻的冲动，也许这冲动来于自己幼稚痴狂的幻想或者是不顾一切的现代化个性。

昨天晚上，您教育了我，指点了我，我真的很感激，也很感动您竟可以放下高贵的身份愿意跟我作朋友，那一刻，我受宠若惊，几乎有点兴奋，但更多的是迷茫与失落。

我不太清楚您能不能完全明白我的情况，那天因为我有所忌讳而没有表达得很透明，以老师的聪明才智也许早就了然于胸了，不过我觉得我还得叙述一遍，因为既然老师这么关心我，我就不应该对您有所隐瞒。其实我喜欢的对象并不是跟我一样的同龄人或者比我小的男性，而只是某些有成就，有修养，有才华，有爱心，温文尔雅，言谈举止风度翩翩的某些中年人。而真正符合这些条件的能有几个，就算真的有，又有多少个其取向是指向我这边的？

老师，您理解我们这一代人的爱情观和个性自由吗？那就是真的喜欢一个人的话，无论是男生还是女生，他（她）都忍不住要跟对方直接或者含蓄的表达自己心理的感受！就像曾经有几个即使很矜持的女孩向我表白过一样，结果很明显，她们一个个因我撕心裂肺！我们这一代人的心理承受能力较差，很难独自扛下本来需要两个人共同分享的喜怒哀乐。

是我太天真了，因为两个不同时代的同性人怎么可能在一起，何况地位相差这么悬殊。这在常人看来简直是无稽之谈，甚至疯癫之极，但我有什么办法呢？我向往初恋的那种心情其实跟平常人一样的，老师，恕我冒昧的举个例子，就比如您年轻时喜欢上了一个女孩，您在心中一定勾勒出许多生活细节蓝图，勾勒的同时您肯定会感到一种惬意或者是那种害怕失去和被否认的惶恐！这些感觉，对我来说一样是存在的，只是对象不同而已。

老师，我不是在写情书，我也不敢写，虽然我可以写出一大堆优美的文字。而对于高高在上的您，我必须始终怀有一种对长辈的敬重之心，一种对学者名人敬而远之的崇拜仰慕之心，还有一种对老师尊严不可冒犯的拘谨！所以我只能简简单单的释放一下心里积蓄已久的压仰：自从您跟我那么诚恳那么纯朴的谈了三个小时之后，我就觉得您更和蔼可亲，更平易近人了。我该怎么办呀老师？您上次还嘱咐过我不要不顾一切的恋上某一个男性，但那不是不顾一切，而是情不自禁。要不然这封信就不会在我电脑完整地保存了这么多天了，而我还在矛盾该不该发！最终还是对初恋憧憬的心使我在一个男子汉刚强的性格堡垒中柔软变形，在千思万想，千回万转后，我控制不住自己蜕化，将完整的原形呈现在您面前！老师一定又会叮嘱我先努力完成学业，什么都不要想！没错，这封信就是我在学习的中途给您写的，我每天看着卫生统计学，看着诊断学，看着社会医学，里面的每一页都彩印着您的笑容，读每一个字都好像在诚听您的谆谆教诲，我尽量使自己静下心来学习，一个很深刻的目标，就是我要考研究生，考您的研究生！

我不敢奢望老师能给出令我惊喜的回应，我最大的期望就是老师能理解我，体谅我。而不是歧视我，恶心我，反感我！这是我平生第一次抛出感情，是不是被践踏，抑或是被判刑，我还是战战兢兢的就挥霍这么一次吧！我向您阐述这些心里话，好让老师明白，我这人就是这么一个复杂的情况，我觉得我这一生就毁在感情上了——爱我的人我不爱，我爱的人不爱我！永远的恶性循环下去！

不知所措，再一次诚惶诚恐喜忧参半的期待回信和夜访……

祝您万事如意！

学生：程＊＊

注：之后与小程长谈两个多小时。

邹老师：

您好！

在您的耐心劝导下，您的思想感染了我，我不由自主的再次跨越几十年的鸿沟去接受前一辈成功人士的思想熏陶。我现在几乎什么都不想了，我只想学习，我只想在学历和学识的巅峰上创造属于自己的奇迹，圆我一直以来追逐的理想，我要当一名教授（老师那天问我未来将喜欢做什么工作，我说不知道是因为在您面前对待学术我不够自信，其实我从中学开始就很明了了），即使我没有妄想过像您那样的出色，但是我对自己未来在社会中要扮演的角色，想得最多的就是当一名教授！老师请您放心，我不会做出令人失望的事，因为在我最关键最迷茫的时刻您给我指明了方向。今后还望老师在适当的时候给予我点拨，我怕一不留意就在物质社会的诱惑下迷失自己。我在小黄师兄那里理解了恩师的定义，恩师就是改变自己一生的老师，一语中的！恩师如父，无以为报！

此外，我还自己作了一首励志诗《从现在开始，我好好学习》贴在附件上，恳请老师收下阅读并给予指导！谢谢！

祝您万事如意！

学生：程＊＊

附：从今天开始，我好好学习

从今天开始，
我好好学习，
即使天塌下来，
我只用笔杆撑起。

从今天开始，
我好好学习，
即使夏天的教室里烈火浴体，
我只用汗水浇熄。

从今天开始，
我好好学习，
即使被千万人孤立，
我也要在绝望中奋进。

从今天开始，
我好好学习，
即使是学海中的一片浮萍，
我也要用理想激起涟漪。

从今天开始，
我好好学习，
即使书山无路，
我也要用双脚开辟。

我是一只咸鱼，
我决不自卑出身低贫，
在肮脏的环境里任凭日晒风吹，
我还有永不腐烂的自信。

我就是我，一点天生的叛逆，

物欲世界，利益人情里，

我必须提高学识净化心灵。

就算我以后的人生全是悲剧，

就算我的本性被世俗判刑，

我还要坚持到底，

勇敢地走下去，

一直勇敢地走下去！

小程：

你好！

收到你的信和励志诗《从现在开始，我好好学习》后，我发自内心地十二分高兴。人的一生，有几个要紧的关口一定要把握住。此刻，当你回首往事，重新立志的时候，我是怀着感动的心来体会你的心路："从今天开始，我好好学习，即使天塌下来，我只用笔杆撑起。//从今天开始，我好好学习，即使夏天的教室里烈火浴体，我只用汗水浇熄。//从今天开始，我好好学习，即使被千万人孤立，我也要在绝望中奋进。//从今天开始，我好好学习，即使是学海中的一片浮萍，我也要用理想激起涟漪。//从今天开始，我好好学习，即使书山无路，我也要用双脚开辟。……"

当你融入社会，成为被社会认可的社会人时，你的潜能才会在社会大舞台得到展示和提升。在融入社会化的过程中，周围许许多多的人，不论是男是女，都有可爱之处、精彩之点。带着欣赏，带着合作，带着认可，带着完成社会功能的眼光看待周围的一切，你一定会感到天很大，天很蓝。人生的意义在于构建和谐氛围，创造社会价值，个人的爱情只是其中的一小方面，但这一小方面却对人生的意义影响极大。我们欣赏马克思与燕妮的爱情、居里夫人与她的丈夫皮埃尔居里的爱情，并由此可见正常的、纯洁的爱情对社会之再生、社会之发展所起的巨大作用。

孔子曾站在大江边，面对浩浩荡荡势不可挡的滔滔江水，触景生情，感叹道："逝者如斯乎，不舍昼夜！"的确，人生短暂，我们无法做到长生不老，但可以用坚强的品质延长生命的长度，用积极进取的精神拓宽生命的宽度，从而活出人生精彩。

相信你的人生会有很多精彩，因为立志、规划、行动你都不缺，就看毅力了!

　　祝你快乐!

邹宇华

邹老师:

　　您好!

　　谢谢老师,老师的教诲我一辈子都会铭记于心的!以后有机会我就去拜访您,我不会耽误您很多时间的,因为我喜欢跟您聊天,跟您聊天不仅可以扩大我的知识面,而且还可以同化我的人格修养,不过我不敢经常去,毕竟老师公务繁忙!呵呵……

学生:程**

　　没关系!欢迎你有空来我这儿坐一坐。

　　祝你快乐!

邹宇华

邹老师:

　　您好!

　　有一道彩虹,不出现在雨后,也不出现在天空,它常出现在我心中,鞭策着我堂堂正正地做人,忘不了您和风细雨般的话语,荡涤了我心灵上的尘泥;忘不了您浩荡东风般的叮咛,鼓起我前进的自信。邹老师,也许我不是您最得意的门生,但我绝对是最崇敬您的学生,也许我不是您最常见面的学生,但我绝对是那个天天想见您却缺乏勇气的学生。邹老师,教师节在即,我却不知拿什么奉献给您,只用我对您最虔诚的孺慕之情说一句:教师节快乐!

感念师恩

四度春风化绸缪,几番秋雨洗鸿沟。

黑发积霜织日月,粉笔无言写春秋。

蚕丝吐尽春未老,烛泪成灰秋更稠。

春播桃李三千圃,秋来硕果满神州。

学生:程**

小程：

来信及你的诗均已收到。

谢谢你，让我在教师节感受到一个有心的学生的真情的流露，也更加体会到作为一名教师的神圣、光荣与责任！

今天上午，我到办公室的第一件事是给我的导师刘瑞璋教授打电话，向他致以节日的问候，并感谢他对我的培养。刘瑞璋教授是哈尔滨医科大学十大教育家之一，他的言传身教对我的人生有很大的影响。老教授86岁了，还不忘对我进行鼓励。中午，我在大学城参加广东药学院优秀教师代表座谈会，作为南粤优秀教师，我对校长及大家说：教育的核心不仅仅是传授知识，更重要的是塑造健康的人格。广药要有自己的教育家，我愿意践行，愿意抛砖引玉！

此刻，我像过电影一样思考着我们的相识与相知，在我给你一些引导的同时，你的问题和思想也对我有很多的启发和帮助。做一个有担当的人——不管出于什么角度都要如此。无愧于父母，无愧于社会，无愧于自我，这是我们共同携手要做的。

"路漫漫其修远兮，吾将上下而求索"，让我们一起用坚实的脚印踏出自己清晰的人生路程吧！

祝你学业不断进步！

邹宇华

邹老师：

您好！

您让我真的很感动，我从未遇到过一个老师这样真诚地对待学生，何况您又是那么的出色。您永远是我为人做事的榜样，即使我使尽全力也没您一半的光辉，我也要为自己闪亮！每当有同学质疑我那么了解邹老师您的情况时，我都会告诉他，你只需要跟邹老师有一小时交谈，你一生都不会忘记邹老师的人格魅力。

邹老师，我一生崇敬您！

祝您永远年轻，快乐！

学生：程＊＊

小程：

你过奖了，我没有那么高大，我只是千千万万个教师中的普通一兵。

此刻，我又坐在了办公室，构思我将主编的全国第一部《社区卫生服务管理学》本科生教材的框架，考虑着该做什么，不该做什么。该做什么就是发展，不该做什么就是规范。人生很多时间思考的主要问题不过如此——就是该做什么，不该做什么。

祝你快乐！

邹宇华

邹老师：

您好！

您谦虚的内涵又让您在另一个高度上俯瞰了那些自以为是而又志大才疏的某些老师。这也是您能从千万教师之兵脱颖而出的原因之一。您几乎夜以继日的忙碌，还抽空给我这个晚辈写信。我也几乎感激涕零了！很高兴您又主编教材了，这是一项巨大的工程，我就不敢再打扰您了。祝您的作品早日问世，让广大学生深受其益！您专心编写吧，我不敢让您再为我回信而浪费时间了，哪怕是一分钟的时间，我也要尽力为您节省！呵呵……

祝您身体健康！

学生：程＊＊

小程：

你不要多虑，没关系的。作为朋友，作为老师，作为长者，我会一直关注着你，也会期待并获得你不断进步的消息。

祝你快乐！

邹宇华

后记：由于小程努力学习，他以优异成绩考入一所大学的研究生，开始了新的生活。我为他祝福！

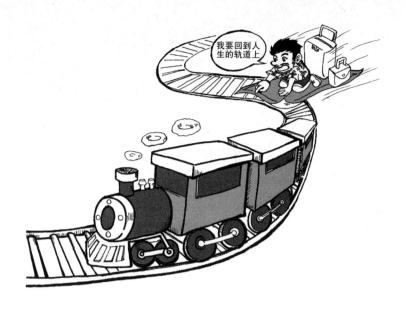

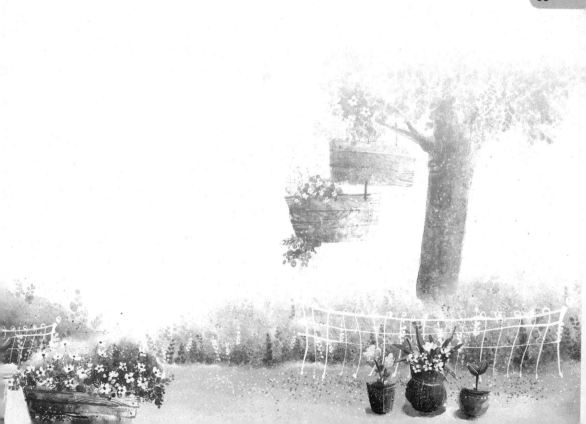

二十五、应该开展生死教育

——答学生易家欣

邹老师：

您好！我是公共卫生学院预防医学专业 07 级的学生。在 2008—2009 学年第二学期，我选修了您开设的选修课程——《死亡教育》。获益匪浅的同时，亦引发了一些思考。遂在假期再次捧读。

下面是我对关于"死亡教育"的一些浅陋之谈。

"死亡教育"的开展无疑是社会的进步，让人甚为欣喜、深感生命的阵阵暖意。面对"目前我国社会老年化问题越来越明显"，"中国 15 岁至 34 岁人群死亡的第一位原因是自杀，青少年自杀呈明显的低龄化趋势"等现状，尤显死亡教育的必要性及其承载的责任。

在《死亡教育》中提到通过社区内讲座、宣传教育、图片、医务工作者的协助实现"死亡教育"和大众死亡教育的方式。就此方面请允许我谈谈一些愚见：医务工作者在岗位上目睹着多少的生离死别，在此他们确实担任着一个重要的角色。考虑到不是所有医务人员都有"死亡教育"这个意识，因此为更好地实现"死亡教育"的意义，对医务人员进行相关方面的培训显得必要。此外，从我身边所知，现在一些社区都有成立成长促进会这类组织（如"大学生成长促进会"等），我想这是宣传死亡教育的一个平台，它可深入到百姓家。最近，在一个报道看到在一些社区开展了面向大学生关于爱情的心理讲座及交流会，这体现了社会对年轻一代的人文关怀和人们思想的进步。因此，我想死亡教育或许亦可借助这样的平台进行。对于"大众死亡教育的方式"亦然，如《岭南大讲坛》也是很好的途径。谈及这些是因为有了一个好理念之后，重要的一步是需要找着逐渐细化明晰、实现理念的路径。

"死亡教育可与文学艺术相配合。"这是个非常好的点子！这让我回想起中小学的一篇课文《匆匆》："燕子去了，有再来的时候；杨柳枯了，有再青的时候；桃花谢了，有再开的时候。但是，聪明的，你告诉我，我们的日子为什么一去不复返呢？"一年四季，花开花落，难道我们的人生不正是如此吗？以大自然为课堂，以万物为教材的生活教育（形象化教育），我想这会让"死亡教育"倍加亲善，亦更贴近其要义，毕竟它有别于我们一般学科的教学和学习。在中学的生物课中，我们学习到人类的生命来源于卵子和精子的结合，而在众多的精子中只有最强的一个能成功，那就是我们，因而我们都是生命中的强者。在去年上外教课时，摘录下了这么一段话："Out of one million sperm you were the fastest, the strongest and the winner! That's the reason to be happy, to be alive. You were the best and still are the best!"父母孕育我们，生的过程何其艰辛！有人问道死？孔子曰："未知生，焉知死。"我们今天的生死教育或许站在与孔子不同却呼应的角度曰："不知死，焉知生。"

书中提及"引导学生客观地分析成败，用积极的态度面对困境，体悟生命，已经成为各级各类学校不容忽视的教育内容"，而"人格培养，是建立在情感教育基础上的。然而，在我们实际的教育活动中，人格常常被忽略，因为它既难以把握，又与学习成绩无明显利害关系，而且目前的学校教育是大一统模式，对学生的个性特点往往无暇顾及"。"面对当今功利主义盛行、物欲横流的社会，很多人不再怀有创造生命意义、体现人生价值之崇高理想，取而代之是漠视生命的态度和行为，这是精神或心灵空虚的反映"。这些现象在社会可谓林林总总，我认为这是在起点没搞好的缘故。近来读到蔡元培先生的一些教育思想，其中他给"什么是教育"下了这样的定义："教育者，养成人格之事业也。使仅为灌输知识、练习技能之作用，而不贯之以理想，则是机械之教育，非所以施于人类也。"因此从生死教育作切入点乃是"动摇"中国教育的"腐根"！若生死教育能很好地落实下去，那么从中定能让人看到中国教育希望的曙光。这需要相当的过程和国民的共同努力。

在此，十分感谢您奉献给我们的"生命之书"！

愚生：易＊＊

小易：

　　你好！

　　来信收到。谢谢你的有心，谢谢你的思考，谢谢你的建议！

　　死亡教育（考虑到国情，我现在一般称为生死教育），我之所以写专著并作为选修课主讲它，确实是它与我们密不可分，极为必要。大力开展生死教育是建立在我对人生及人死的深入思考的基础之上，是建立在我处理个别学生病逝、自杀、意外死亡等案例的痛心疾首的基础之上，是建立在我深刻理解父母对子女的期待、对痛失子女的悲哀情感的无法挥去的基础之上。

　　教育的核心不仅仅是传授知识，从根本上讲是塑造健康的人格。教育的目的不是为了获得更高的分数、灌输更多的知识，而是为创造幸福完美的生活而预备。既然死亡与健康、完满的生命密不可分，生死教育实为生活而准备。

　　人，生活于天地之间，有着无限的遐想和追求，句句有人听、事事皆如意是不可能的！因此，我们要学会接纳。请接纳我们的遗传，接纳我们的性别，接纳我们的长相，接纳我们的缺憾，接纳我们的悲剧，接纳临终的到来，接纳……因为这是我们人生的一部分！只有接纳自我，正视现实，才能以一种平和的、富有创造性的心态去面对社会，面对未来，面对他人；才能敢于与他人敞开心扉，交流思想，交流情感，去构思和创造未来世界。

　　面对未来，除了豁达、勤奋之外，还要相信自己："我能行！"

　　祝你快乐！

邹宇华

邹老师：

　　很感谢您在百忙之中给愚生回信！

　　您谆谆的话语启发着、鼓励着我。

　　"接纳自我，正视现实。"是的，人生百年，孰能无憾？生活千姿百态，关键看我们怎样去化解生命中的遗憾、心中的郁结。

　　"人生天地间，若白驹之过隙，忽然而已"，芸芸众生，有多少过客来无影去无踪。"有的人死了，他还活着。有的人活着，他已经死了。"若虽死犹生，足矣足矣。我的理想与职业无关，仅奢望能在人们"饥饿"之时给人以果腹的精神食粮！理想，在多少次欲放手之际，又多少次紧握！至今，执着如初，寻觅着可行的方式去实现她——我生命的图腾。

"仁者不忧，智者不惑，勇者不惧"。在人生的盛夏季节，我依旧追逐着最初的梦想。但我坚定并犹豫着，自信并自卑着，勇敢并畏惧着，清醒并困惑着。面对未来，因为未知而辗转反侧，亦因为未知而给予了我上前探索的激情。

王国维先生语：古今之成大事业、大学问者，罔不经过三种之境界："昨夜西风凋碧树。独上高楼，望尽天涯路。"此第一境界也。"衣带渐宽终不悔，为伊消得人憔悴。"此第二境界也。"众里寻他千百度，回头蓦见，那人正在灯火阑珊处。"此第三境界也。（一境：入门前茫无头绪、上下求索无门的疑惑与痛苦；二境：叩门时以苦作舟、以勤为径、上下求索的执着与忍耐；三境：功夫到处，灵犀一点、参透真谛、已入门中的喜悦与释然。）

恳望老师指点迷津。

祝顺利！

愚生：易＊＊

小易：

首先，说一声抱歉，因为近期为筹备、组建《社区卫生服务管理学》本科生教材编委而十分忙碌，未能及时回信。

很高兴你对人生有一个深入的思考。我知道，你是一个很有才华，很有人文底蕴的人。说到人文底蕴，它是我们摆脱迷茫，寻求力量，战胜困难的巨大精神武器。但很遗憾当代很多青年人心中对它的了解十分匮乏。

"仁者不忧，智者不惑，勇者不惧"，这是《论语》的中心思想，也应成为我们做人处事的总原则。目前，你已成为大三的学生，求知的欲望、远大的抱负与现实的能力和作用之间难免有一些反差，生出一些困惑并不奇怪。这些困惑会随着你阅历的增加、知识的积累、年龄的增长而慢慢淡化。

其实，你对人生的思考已经比较深刻了！我主讲《死亡教育》选修课时，建议你们写一写墓志铭，你写的是："当重归大自然这方净土，我活着所播下的种子，能在每个春天生根发芽，每个酷夏撑起阴凉，每个秋日硕果累累，每个严冬迎风绽放。"我一直保留着它。要达到这种境界，就要具备王国维先生所讲的"古今之成大事业、大学问者，罔不经过三种之境界"。实现这三种境界就需要有信仰，有追求，有恒心。孔子"老者安之，朋友信之，少者怀之"的理想值得我们学习和借鉴。

当然，把理想化为现实是一个艰苦的过程，陆游曾对后代说"古人学问无遗力，少壮工夫老始成。纸上得来终觉浅，绝知此事要躬行。"希望你多读国学，吸取精华，努力学好专业课程，注重身体力行，为将来报效国家，服务人民打好坚实的基础。要做一个有责任感，有能力，有担当的人。

祝你快乐！

邹宇华

邹老师：

真的很感谢您！您用心编织的每一匹语缎都让我获益良多。深知您工作事务的繁忙，但您对学生的关怀和指引却不减一分，这一直令我很敬佩、很感动！从您身上，我学到为人的好品质。

听到您说还保留着我那时写的墓志铭，惊诧不已，继而感到高兴、振奋。我把它刻在了日记里，有一天终要把它兑现！是的，"把理想化为现实是一个艰苦的过程"，路途荆棘丛生。"一切痛苦能够毁灭人，然而受苦的人也能把痛苦消灭！（拜伦）""我努力通过迅速地把握住生命来阻止生命的飞逝，通过运用生命的活力来补偿生命的仓促潜逃。我对生命的占有越是短暂，我必须使它更深沉更充分。（蒙田）"这些话语在我累了的时候，多少给了我坚持的力量。

这学期搬至赤岗校区学习、生活，这里与大学城较之有所逊，但学习、运动、起居饮食的地点很近，时间利用起来也较集中。转眼，一个月已成为身后一串串深浅的脚印。初学《社会医学》课程，觉得挺有意思的，书中的案例常引发我的思考，并启发着我。

最近准备参加2009年广东省大学生访日文化交流活动（10月5日到日本），见见和我们抗战了整整八年的那块土地，开阔视野，看看世界。

今天正值中秋佳节，举杯邀明月，一壶浊酒喜相逢，在此敬吾师一杯——中秋节快乐！阖家安康！

愚生：易＊＊

小易：

值此国庆、中秋佳节之际，也衷心地祝你和你的父母身体健康，节日快乐！

来到赤岗校区，你们会有一个适应的过程，因为它建得比较早，其规模和硬件不如大学城校区。但这里也有它可爱之处，如学习、生活方便，与老师交流方便，图书资料查阅方便，时间易于利用等。

处事一定要积极乐观！我常说："既然帷幕已经拉开，就愉快地演出。"很多事情如学习、考试、工作等，既然摆脱不掉，必须要做时，我们就要像登上舞台，帷幕已经拉开，不要想着胆怯、后退，而是愉快地演出。消极的心态会影响我们的情绪，削弱我们的斗志，抑制我们的潜能，扼杀我们的成绩，阻碍我们的发展，实为人生前行的一大障碍！

得知你要去日本看看，很好！读万卷书，还要行万里路。"行路"就是要在实践中学习。人类进化从猿到人是从行路开始的。从树上到了地面，我们的祖先首先学会的是行走。行走的目的是为了寻找安全的憩息地，是为了获取更多的食物，同时在这一过程中也开阔了眼界，学到了很多有用的知识。大禹是在随父治水中悟到了"宜疏不宜堵"的治洪原理。孔子、李时珍、徐霞客、达尔文、马可波罗、哥伦布……都是借助"行路"取得了重大发现或写出了鸿篇巨制。可见，"行万里路"并不次于"读万卷书"，甚至还要重要。

大和民族也是一个伟大的民族，我们国家改革开放初期曾借鉴和吸收了日本很多的科学技术和管理经验。今天，当我们的国力强大起来，民族站立起来时，我们固然不可忘记"落后就要挨打"的历史，不可忘记"八年抗战"的巨大付出。但更重要的是如何进一步吸收其他国家和民族先进的文化、科学技术和管理经验，为我所用，使中华民族真正崛起，屹立于世界民族之林！

我去年曾去日本考察，感触良多。希望你用心观察，特别是该国的文明程度，员工的敬业精神，社会的保障体系等。

祝你学业不断进步！

邹宇华

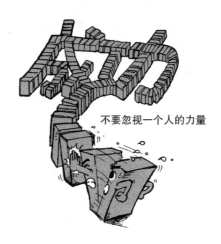

不要忽视一个人的力量

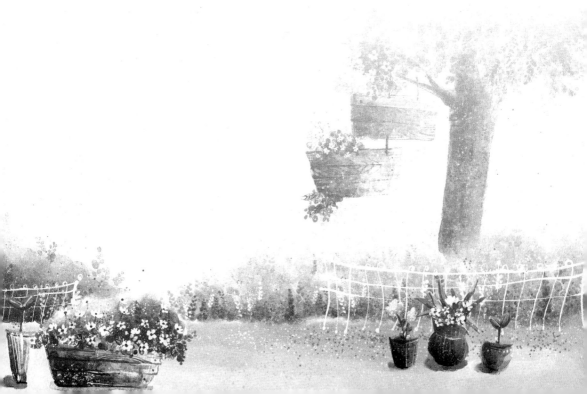

二十六、如何帮孩子接种疫苗

——答南方电视台记者问

接种疫苗是预防传染病最有效、最经济的一种方法。但疫苗作为一种生物制品，机体在产生有益的免疫反应的同时或之后，有可能出现全身发热，接种部位红肿、化脓、硬结，甚至出现过敏性皮疹、过敏性休克等严重后果。因此，家长带孩子接种疫苗时，要注意以下几点：

第一，接种疫苗前，给孩子洗洗澡、吃点东西喝点水。家长还要掌握孩子的身体状况，如是否有发热、急性疾病、免疫功能不全，既往有无过敏史等。要和医生沟通，避免有禁忌证的孩子接种疫苗。

第二，完成疫苗接种后，要在接种点观察30分钟，方可离开。如孩子有不适，请立即告诉医生。

第三，接种疫苗后的当天，适当地多喝水，不宜洗澡，也不宜做剧烈活动。

第四，要向医生询问清楚接种疫苗后出现的问题及应注意的事项，例如，接种卡介苗后2~3周局部会出现红肿并可形成硬块，随后中央逐渐软化形成小脓包，可自行破溃形成溃疡，结痂，持续2~3个月，愈合后留下一个永久性稍凹陷的圆形瘢痕。这是接种的正常反应。

第五，孩子接种疫苗后，一旦出现异常反应，不管是否与疫苗有关，都要及时到医院就诊。

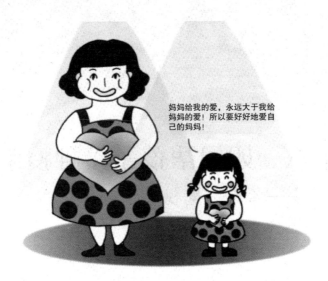

妈妈给我的爱，永远大于我给妈妈的爱！所以要好好地爱自己的妈妈！

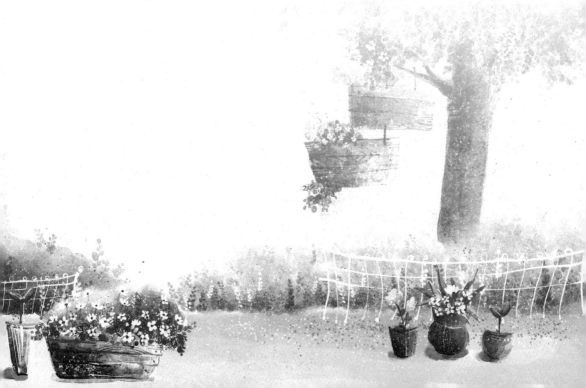

二十七、或水到渠成，或从头再来

——答海平

邹老师：

　　您好！

　　首先感谢您在百忙之中看我的邮件，考完试了，本来是想和莎娜一起去聆听老师的指导意见和谢谢老师一路的教导的，但我订了明天的车票，所以就冒昧给您发了这封邮件，希望不会打扰到老师宝贵的工作时间。

　　我想，考完研，除了家人之外，我最要感谢的人就是邹老师您了。

　　犹记得，一年前，是您让我们跟着您学习编写书籍，每当连我们都不敢相信自己能做好的时候，是您说：没关系，我们就是要善于把别人的不可能变成可能！我们知道您这一句话的背后包含了多少对我们的信任和鼓励！

　　半年前，是您鼓励犹豫着的我们，要志存高远，勇于挑战自我。是您的鼓励坚定了我们考研的信心。

　　三个月前，是您告诉我们：百日冲刺，不容忽视；您用您的切身经历激励我们要好好备考，用汗水铸造辉煌。

　　三个月后，我知道，自从交卷的那一刻开始，结果已经不受我的控制了。坦白地说，我们都觉得考得不太理想，我甚至很害怕如果结果不理想的话，我要怎样面对家人的期望和老师的栽培。

　　但是不管怎样，我们都要感谢您这一路以来对我们的关心、支持和鼓励。老师严谨治学的态度、谦逊办事的作风、高尚的师德风范都深深地感动着我们。虽然我们不是老师最优秀的学生，您却是我所认识的最好的老师！老师，我真的谢谢您！

最后，祝老师春节愉快！

学生：海＊

海＊：

你好！

昨天下午参加学生毕业论文答辩，看到你和莎娜也来了，非常高兴！本想和你们好好聊一聊，无奈答辩时间非常紧，接着又参加了我院教工大会，教工大会后又接着参加学生的论文答辩。故未能招呼好你，请原谅。

"人生能有几回搏，此时不搏更待何时！"这是我国首位乒乓球世界冠军容国团的名言，它激励了一代又一代的中国运动员，也激励着我在不断地成长。这些年来，通过不懈的努力，从自身来讲，我是取得了一些成绩，也感到一丝欣慰。但在这一过程中，看见我的学生（如黄永顺、余凯鹏、郑媛、刘莎娜、谭效良、陈兢兢、马起山、何桂香、易家欣、王思琪、黄小容等）的成长和进步，我的喜悦和成就感更为强烈，也有一种生命得到了延续的快感。

其实，我也要感谢你，也很荣幸和你相识。因为，你作为一个军人的女儿，我作为一个军人的儿子，我们坚毅的性格相同；你来自并不富裕的家庭，我从工人开始步入社会，我们知足的品格相近；你热心帮人，我乐于助人，我们善良的内心相通；你志存高远，我不甘平庸，我们奋进的脚步相齐。特别是当我想创作《不良生活行为与健康》一书时，你积极帮助寻找有特长的同学，你们参与的热情和创意给了我灵感和目标，再加上谭效良的"神画"，使得我们共同编写的这部科普书成为"国家科技支撑计划课题科普丛书"资助项目并最终获奖，受到了社会的好评，产生了显著的社会效益。在我承担国家"十一五"科技重大专项"我国乙型病毒性肝炎免疫预防策略研究"子课题时，你又积极帮助组织同学承担现场调研，组织同学撰写论文，也给了我极大的鼓舞和帮助。当然，这些论文可以成为你们参加"挑战杯"的主题和支撑材料。

所以，在给你们一些帮助的同时，我也获得了帮助；在你们得到了提高的同时，我也得到了提高。从这个角度来讲，我非常感谢你们！也由此体会到教育不仅仅是传道授业解惑，而是生命影响生命共同成长的过程。

今年的考研已经成为历史，你不必太在意结果了。很多事情只要我们尽力，注重过程，享受过程就可以了。有时候"水到渠成"，有时候"从头再来"，要顺其自然。

现在你要把寒假回家与父母相聚，作为人生一个重要"驿站"来放松自己，思考未来。在享受父母大爱的同时，千万不要忘记对父母养育之恩的回报。对于子女来讲，回报父母养育之恩有三个层面：经济上的支持、生活上的照料、精神上的慰藉。我相信你是一个很孝顺的女儿，你会用你的细心和柔情给你父母带来很多快乐！

在新春佳节到来之际，衷心地祝你全家身体健康，阖家幸福，万事如意！

邹宇华

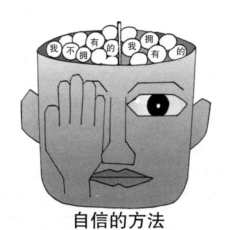

自信的方法

二十八、怎样喝水才健康

——答广东电视台记者问

主持人： 怎样喝水才算是科学的饮水？邹教授，您能给我们讲讲吗？

邹宇华： 孔子说过，水可载舟，亦可覆舟。饮水对人的健康也是这样。正确地饮水，会给人带来健康，反之，很可能会损害健康。那如何正确饮水呢？正确饮水主要是做到三"要"：

一要选择有益于健康的饮水。很多人通过喝饮料来补充水分，虽然达到了补充水分的目的，但同时摄入了额外的糖、食用香精、香料、防腐剂和抗氧化剂等，长期过多饮用这类饮料会导致肥胖、骨质疏松和其他健康问题。最好的饮用水是白开水或天然矿泉水，尤其是天然矿泉水，不仅达到补水的目的，还可以补充天然的、容易被人体吸收和利用的矿物质，如钙、镁、偏硅酸等，这些成分都有益于身体健康。

二要主动喝水。主动地饮水，才能有效地补充人体新陈代谢、汗液、尿液丢失的水分，使身体时刻保持充足的水营养，维持组织、器官功能的正常发挥。如果机体缺水，很容易诱发多种疾病和问题，如白内障、脑血栓、心律失常、心肌梗死、肾结石、体内有害物质蓄积等。有一次，我正在上课，一个20岁出头的学生向我请假，说腰部剧痛，后经诊断为多发肾结石，其原因在于他平时喝水少，每天大概喝600毫升。因此，一定要养成主动饮水的习惯。我们可以根据自己尿液的颜色来判断是否需要喝水，一般来说，人的尿液为淡黄色，如果颜色太浅，则可能是水喝得过多，如果颜色偏深，则表示需要多补充一些水了。此外，在炎热时间较长的南方地区或运动、劳动强度较大时，还要补充更多的饮水。

三要少量多次饮水。饮水以每次200毫升左右（约1杯）为宜。一天内要合理分配饮水，例如在华南地区，建议每天喝1500~2000毫升水，每次1杯（每杯200mL左右），分8次饮用，可以参考以下建议的时间点来喝够8杯水：

7：30——空腹喝一杯水，补充睡眠时的隐性出汗和尿液分泌流失的水分。

9：00——到办公室后先喝一杯温开水，有利于迅速进入工作状态。

11：00——可补充流失的水分和矿物质，放松紧张的工作情绪！

13：00——在餐后半小时喝一些水，可加强身体的消化功能，有利于营养吸收。

15：00——下午的这一杯水很重要。除了补充流失的水分之外，还能帮助我们清醒头脑，提升工作效率。

17：30——下班前再喝一杯水，可舒缓一天工作的疲劳。

20：00——晚饭后来一杯水，帮助消化及营养吸收。

22：00——睡前少喝一些水，可降低血液黏稠度，睡得更好。

对中老年朋友来讲，夜间醒来方便时，最好喝50~100毫升水，以降低血液粘稠度，避免血栓的发生。

很多人大口大口地喝水，特别是渴得厉害的时候，往往暴饮，这种做法不对。饮水太快太急会无形中把较多的空气一起吞咽下去，容易引起打嗝或腹胀。最好先将水含在口中，再缓缓喝下，尤其是肠胃虚弱的人，喝水更应该一口一口地慢慢喝。

良好的身体需要适量运动，合理饮食，戒烟限酒，心理平衡这四大基石。每一个人都要从每天喝足量的、有益于健康的水开始，增强自我活力，保障新陈代谢，推动我们更好地工作和生活。

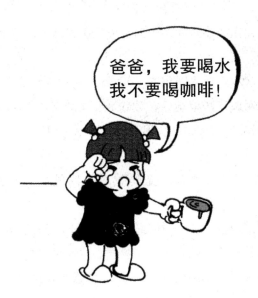

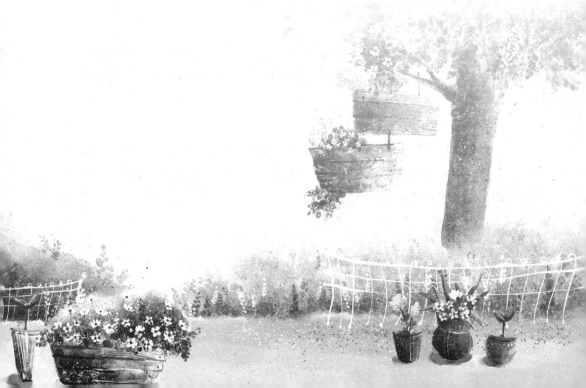

二十九、众志成城克难关
——率团赴川抗震救灾日记三则

2008 年 6 月 6 日，星期五

下午 3 点，我们走访了翔凤桥社区居民安置点，在文化活动中心，我们十分惊讶！里面有许多孩子：下棋、看书、画画、做手工、打乒乓球……如此天真，如此可爱，如此活泼，看不出是地震后的景象。

有一个小胖子十分可爱，是一年级学生，不能上学了。我非常喜欢他，就把他举起来。这时刘茂玲过来了，这一瞬间被同行的向导——都江堰市 CDC 的小蔡抓拍到了，太棒了！

这个社区的爱心食堂也很有气势，比起我们中午在都江堰市 CDC 吃大锅饭场面要大得多。

随后我们来到安置点医疗救护站前，与都江堰市来的志愿者一起和水泥并装车运载，用于建设活动板房。虽然有点浑身发热，但心里十分愉快，因为我们的奉献能给灾区人民带来一点点帮助，我们的爱心就得到了表达。

众志成城，重建家园，这不仅仅是号召，更是灾区广大群众和我们志愿者的行动，我们完全有理由相信：都江堰的明天会更好！

2008 年 6 月 7 日，星期六

受都江堰市 CDC 安排，今天我们要到三个镇调查预防保健人员学历、专业、年龄及工作条件等，评估防疫队伍、设施在震后的损失。

上午，我们先向龙池镇出发，一路上山高路险，特别是接近该镇时，山体滑坡不能前行，只能改走泥泞的小路驶下山去。我们都很紧张，担心如果有车上行，如何错车。还好，顺利到达山下。龙池镇不大，只有 3100 多人，但往常的流动人口就有五六千，超过镇里人口。镇卫生院老院长赵志昌医生热情地接待了我们，给我们详细介绍了这儿的情况，我们跟着他现场查看了受损的卫生院，村民安置点的饮水卫生、饮食卫生、环境卫生等。转眼到了中午，我们要走。看着外面细雨霏霏，老院长坚决不答应，热情相邀我们吃午饭。恭敬不如从命，我们一行与他一起在简易的篷子下就着三菜吃得热热乎乎。在和我们吃午饭的同时，老赵还不时地放下碗筷，忙着招呼给来此搜索失事飞机的十来个战士做饭。部队纪律严明，自带干粮，有 4 万多官兵奋战了几天在寻找那架直升机，甚至还有战士伤亡。但此刻还未找到它，我们真希望奇迹能发生。

110

午饭后，我们向虹口乡出发，路上有人挥旗示意，说：前面山体滑坡，小心驾驶，不要勉强。

随后，我们进入了令人心惊肉跳的一段行程：只见山体滑坡后刚开出来的路起伏不平，路面上不断见到滚下来的巨石，一辆小轿车被大石块压住，另一辆小面包车被砸向崖边……随时可能滚下来的石块令司机不敢停留，只能全速加快通过，这让我深深地理解了战场上战士们通过敌人封锁线时的争分夺秒、惊心动魄。

终于，我们到达了虹口乡。这个乡有六千多人，这次地震使 60 多人遇难，乡卫生院也成了危房。卫生院有四名预防保健人员，均为大专学历，其专业为临床医学或检验，且都是兼职。他们所学的专业及现有的岗位让我们对基层公共卫生体系的建设有了深深的担忧和思考。

下午我们还到紫坪铺镇卫生院调研，地震也使该卫生院成为危房，同时有两名职工死亡，一名重伤，下设的四个村卫生站均遭到毁坏。这令我们心情十分沉重。值得宽慰的是这个镇也同都江堰市其他乡镇一样，农民的合作医疗有了可靠的保证。农民只需要每年交 40 元钱，其中 32 元做门诊费用，8元做大病统筹费用。当得病后，一年内门诊花费的32元由合作医疗支付，超出的费用自付；而住卫生院后，起付线50元，住院费的90%由国家、四川省、成都市、都江堰市报销。这就使农民看病贵的问题得到了很好的解决，农民的医疗有了可靠的保障。这一做法值得其他省市借鉴。

疲惫、紧张的一天过去了，但我们的成就感也油然而生，因为调研的过程使我们学到了很多东西，也对最后完成报告的撰写奠定了坚实的基础。

2008年6月8日，星期天

从昨晚开始，就着手准备今天的讲座：做课件、找资料、试投影，还把我们的两面"战旗"带上。

吃过早饭，赶紧找卖透明胶带的商店，因为"战旗"可能没有地方挂，需要用透明胶带粘上。还好，有一家五金商店开的较早，买了胶带，赶紧登车。

翔凤桥社区居民安置点是都江堰市众多居民安置点的一个。来到它的文化活动中心，真不巧没有电，这可急坏了我！赶紧找有关人员查找原因，并说明还需要幕布。还好，不大一会儿，电通了，幕布借到了。但沉重的幕布往哪儿挂又成为难题。看着周围简易的场地和设施，我灵机一动——用书架做支撑物！说干就干，我赶紧招呼一些小学生来帮忙，刘茂玲老师也加入了这支队伍。我们把书架上的书移到了别处，把书架搬到了台上。领队杨晓副主席亲自登高架幕，大家齐心协力，不一会儿，幕布架好了，"战旗"挂上了，投影打开了。

面对着台下众多的学生和工人等听众，我的讲座开始了："各位父老乡亲们，小朋友们：首先我代表广州市科协和广东全省人民向大家在地震中英勇顽强、不屈不挠的表现和精神表示衷心的感谢和崇高的敬意！（掌声）下面，我为各位做一个专题讲座：健康新观念与心理健康……"

看着台下一双双认真的眼睛，我精神倍添，从健康的概念讲到健康的标准，从一个人应该具备的良好行为讲到来都江堰所受的感动，不时与台下听众互动。最后，现场解答大家的提问。

讲座结束了，我们大家一起清理现场，几个小朋友也热情参与，其中一个

5 岁多的女孩抱了几个凳子，她认真的样子令我感受到了"地震可以摧毁我们的家园，但摧毁不了我们的意志"的都江堰人的精神。

　　随后，领队杨晓和我代表志愿服务团的全体成员向这个社区文化活动中心的阅览室捐赠了 60 本图书，以表达我们对灾区人民诚挚的敬意！

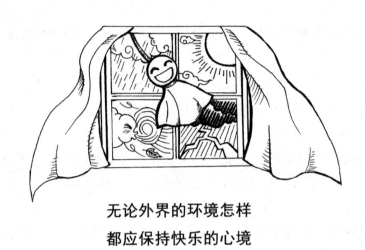

无论外界的环境怎样
都应保持快乐的心境

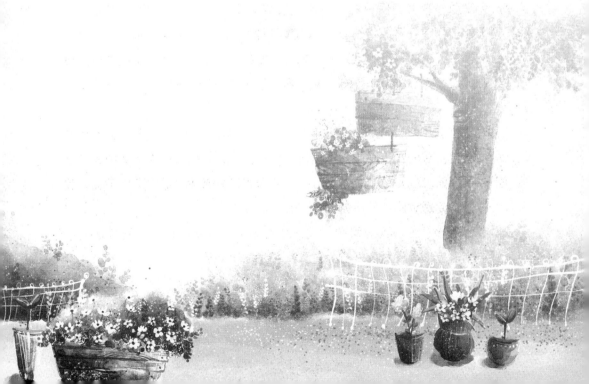

三十、如何看待自己的孩子

——接受儿子访谈实录

子：这么多年的抚养经历，你认为我是一个怎样的人呢？

父：你是一个善良、聪明、讨人喜欢、有责任心的孩子，从小就没有给父母带来太多的担忧。你从小学开始就独自上学、回家，一直坚持到现在。就算在不同城市，不同学校，都能自己处理一些基本事务：出门自己知道坐什么车，怎么走，在哪里换乘等等。你给父母带来了许多欢乐，省去了不少担忧，自理能力较强。这不仅仅减轻了父母的压力，更为以后立足社会打下了坚实的基础。

子：你认为我的性格是怎样的呢？

父：总体来说还是像我，比较内向。因为我们父子俩都是 B 型血，不像 O 型血的人那么活跃。这种性格比较稳健、理智，在做事方面不冲动，不脑袋发热。对于事情考虑得比较多，比较周全。这种性格的人还喜欢自得其乐。看书也好，做事也好，都不会觉得沉闷或枯燥。这既能适应社会，又保持了个人的特性。但是这种人有时会有点孤芳自赏，会听不进别人的意见而我行我素；同时也有固执的一面。不过，要看到好的也要看到不好的，不要以偏概全。

子：你认为我有什么优点？

父：爱学习，有责任心，有孝心。学习的视角很广，时事政策、历史、军事、文学作品等都会涉足。要注意培养人文素养，不然一个人就仅仅像个工具。只有具有人文素养与科学理论和方法的人才能适应社会，改造社会，才能发挥更大的作用。

子：你认为我有什么缺点？

父：第一，容易骄傲自满，有点"浮"。有许多事情可以更深入地去继续探索。第二，钻研的毅力不够，有时候达到一定效果取得一定成绩便故步自封，没有真正下工夫钻深、钻透。就像你学长笛、学英语一样，你要是肯下功夫，成绩一定比现在好得多。这对你将来的发展很不利，你要学会在钻研中得到快乐和成功。要想在事业上有建树，要有博，但更要有深，一定要有深入的理解。第三，容易受到外界的干扰，很难静下心来。例如，家里来人后，你常常就不知道自己该做什么了。要注意培养自己具备陶渊明"结庐在人境，而无车马喧"的境界。你平时老是说我耳朵有点背听不清，其实那是我在专心思考。第四，你的身体素质还不行，要加强，特别是要注意保护眼睛。身体是学习的本钱，留得青山在，不怕没柴烧。

我曾给我的学生写过一首诗：

天高云淡，八方学子现。未来是否成好汉，社会认可来判。攀登书山高峰，吃苦奉献作风。今日健康在手，明朝定缚苍龙。

健康是"1"，其他如成绩、钱财、地位等都是随在"1"后的"0"。有了"1"，其后的"0"越多越好。做人要坦然立于天地之间，珍爱生命，维护健康。要珍惜自己的生命，也要尊重他人的生命。

子：你对我有哪些期望？

父：首先要继续发扬优点，克服缺点。我常说你具备管理者气质，你要把你的聪明才智发挥好，不要聪明反被聪明误。不然的话，你就有可能碌碌无为而终其一生了。其次就是要有毅力。古今中外凡有成就者必有超人的毅力。就像毛泽东，他具有坚忍不拔、不屈不挠、不达目的誓不罢休的顽强毅力，这是他走向成功的关键，你要向毛泽东学习。第三你要养成终身学习的理念，不断扩充自己的知识储备。读书会让人快乐，会让人获得力量。现在学校和家庭的条件都很不错，你就要尽量利用好现有的条件，把自己的价值发挥到最好。一年之计在于春，一生之计在于勤，切莫"少壮不努力，老大徒伤悲"。

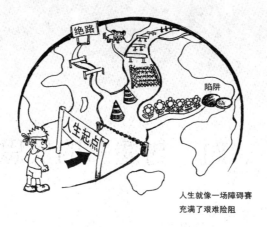

人生就像一场障碍赛
充满了艰难险阻

三十一、对一封遗书的反思

6月23日上午10点，阳光明媚，即将毕业的大学生兴高采烈地参加毕业典礼。当毕业典礼结束后，一同学回宿舍整理东西，惊恐地发现同宿舍一名未参加毕业典礼的同学自缢身亡。经现场勘查，该生留有遗书如下：

遗　书

在有人看到这里面的内容的时候，我想我已经死了。

首先我第一句想说的是：爸、妈、哥，对不起了！我又一次让你们伤心了。

当李老师因我的成绩达不到毕业要求、要我确定是要结业还是再等一年后补考再换证时，我感觉是时候了，所以我把手机关了。在雨中在天台犹豫了一个多小时，我决定行动了。

其实我最想说的是，拿不了毕业证只是个引子，最重要的是我对生活没了希望。"死了算了吧"这个念头我早就有过不止一次了。但每次想到这会给家人带来伤痛，这念头就不了了之了。但这次我知道就算我不死，让爸妈知道这事的全部后他们的伤痛也不低……千辛万苦把儿子养大，在这马上就能毕业，甚至还帮忙找到工作，就等他毕业的时候，这个该死的儿子却不能毕业，那找来的工作也没了。我完全想象得到那会是怎么样的伤痛。我知道就算我能过得了父母这关，我以后也肯定抬不起头来做人了，就在我哥结婚的时候，大部分亲戚朋友都知道我将会毕业，而且马上就能回到家乡工作，这叫我以后怎么面对别人？我想来想去死应该是最好的解决方法了。其实我也有过离家出走的想法，但一考虑到自己除了打游戏机外什么都不懂，这样的废人离了家也只有死路一条，而且死得更惨。

我知道爸妈肯定认为是游戏机毁了我的一生。但我想说的是没了游戏也许我在更早之前就死了。在小学的时候玩游戏机或许是为了贪玩，但后面玩游戏就成了我的精神支柱。支持着一个空虚消极寂寞无奈的心，成了一个没了希望的人活下去的动力。在现实世界中我看不到属于自己的希望，我看到尽是令我心寒、郁闷、不齿、害怕的事。渐渐地我对现实生活失去了兴趣，唯有在游戏里能找到希望。在游戏里有我希望得到的东西，在游戏里我可以成为战无不胜，受人敬仰的英雄，不但美人在抱，还有能共赴生死的好兄弟。这些都是现实里难有的事，但在游戏里就可轻易得到。游戏里最令我心动的是在游戏里是可以不停地重来，而现实是不可能的。而且游戏里的努力肯定有收获的，现实就不一样了，在现实你的努力跟收获是不一定成正比的，甚至可能是反比。

小学五年级我就跟别人说：这个社会是黑暗的。记得学前班时，我很高兴拿着妈妈给我新买的颜色笔去学校，结果被一群女生抢了并躲到女厕所，无奈之下只好去找老师帮忙。那是我人生第一次求助于老师，结果我哭着找到老师了，老师见到我却骂我一顿：哭什么哭。我还记得有一次我上课尿急跟老师说想去厕所，结果又是给老师一顿臭骂。从此以后我再也不主动去求助老师。结果就是我有好几次在上课时有三急最后忍不住赖了出来，成了个"赖屎猫"……

看了这份充满愧疚和怨恨的遗书，不能不令人深思。

网络游戏的成瘾会毒害青少年的身心健康，让不少人走上自杀与颓废的道路，给很多父母带来担忧与无助。家庭教育在孩子的成长过程中影响极大，本案例中的"我"课堂上尿湿裤子的事父母知道吗？如果知道并给孩子做分析和引导，"我"还会多次在课堂尿湿裤子吗？教师肩负着教书育人的责任，对学生是关心还是漠视，是体谅还是讥讽，是重视分数还是注重人格，关系到学生能否健康成长。

一次，上中学的儿子外出游泳，把泳裤和泳镜忘在了地铁里。回到家后，他胆怯地告诉我，等着领受责罚。我抚摸着他的头说"孩子，在你成长的过程中是要交学费的，这就当我们交学费吧"，他顿时释然。爱迪生曾经试用过1200种不同的材料作白炽灯泡的灯丝，都没有成功。有人批评他："你已经失败了1200次了。"可是爱迪生不这么认为，他充满自信地说："我的成功就在于发现了1200种材料不适合做灯丝。"如果我们遇事都能这样想，采用这种积极的思维方式，不怕挫折，把失败看成是成功之母，那我们还会有烦恼，还会走绝路吗？

　　当然，提高孩子的抗挫折能力，需要家庭、学校和社会共同努力。一个受不了委屈、经不起挫折、害怕失败的人，是不可能面对激烈竞争的，也难以成为有用之才。因此，与其为孩子安排好一切，不如教会孩子面对一切，这才是对孩子真正的爱。

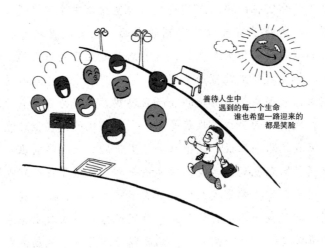

善待人生中
遇到的每一个生命
谁也希望一路迎来的
都是笑脸

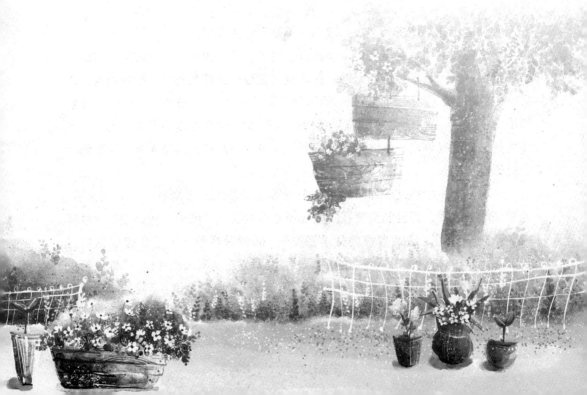

三十二、健康素养，你具备了吗

2014 年 3 月，成都一位妈妈带着她 8 岁的儿子到省医院药学门诊部就诊。原因是她的儿子在小时候生长很正常，但读小学后开始长不高，比同龄男同学矮了一截，不知道怎么回事。医生经过仔细询问和检查，怀疑小孩长不高和滥用抗生素有关。原来 3 年前，孩子经常出现肚子疼，这位妈妈的一位朋友告诉她：给小孩服用左氧氟沙星非常管用。于是这位妈妈就依据朋友的"用药经验"，给儿子服用左氧氟沙星，用药后效果很明显。从此，她就经常在儿子肚子疼时，到药店买这种药物给孩子服用，但她从来没有仔细阅读过这种药品的说明书，也没有质疑这样给小孩用药有什么不妥。事实上，左氧氟沙星药物使用说明书上，在儿童用药这一栏明确写着"该药品在婴幼儿及 18 岁以下青少年的安全性尚未确定，用于数种幼龄动物时，可致关节病变。因此，不宜用于 18 岁以下的小儿及青少年。"经医生解释，这位妈妈才知道可能是左氧氟沙星这种药物引起孩子关节的改变，导致他长不高。

北方一位叫乐乐的孩子，是个独生子，小时候体弱多病，没少让父母操心。爷爷奶奶对孙子宠爱有加，有求必应。麦当劳、肯德基，每周少说也要光顾一两次，家里各种甜点饮料更是应有尽有。老人的想法很简单"吃好、喝好，身体才能好，说啥也不能亏了孩子的嘴"。因此，顿顿都是鸡鸭鱼肉，孩子吃饱了还要硬塞上几口。乐乐自小就不爱运动，放学一回到家就泡在电视或电脑跟前，一坐就是几个小时。如今，5 岁的乐乐身高不到 1.2 米，体重却将近 60 斤，是个典型的小胖墩。在爷爷奶奶眼里这是营养良好、身体健康的表现。然而，最近乐乐总是无精打采，饭量比以前还要大。到医院一查，竟然是 2 型糖尿病。面对着医生的诊断，老人家满腹狐疑："乐乐小小的年纪，怎么会患上成人才得的糖尿病呢？"

无论人们健康或生病，与健康相关的活动都是人们每日生活中不可或缺的一部分。这种活动包括在卫生服务机构，病人阅读就医指南，正确理解医嘱，遵从医生的指导；在家中，父母烹饪健康的膳食，测量孩子的体重，并结合孩子的年龄选择适合的药物用量；在工作场所中，员工能正确理解操作规范及安全标识，使自己远离危险；在商场，主妇买菜时比较两种不同品牌罐头牛肉的盐含量、保质日期……

每个人都会通过吃、喝、拉、撒、睡、动等，对自己、家庭成员、甚至整个社区的健康状态做出一些行动或抉择，其中每一个行动或抉择的做出，都受自身健康素养的影响。

健康素养是指个人获取和理解健康信息，并运用这些信息维护和促进自身健康的能力。换言之，它是一个标尺，用来衡量一个人是否具备自如地获取、理解并采纳相关健康信息的能力，是否能正确地接受健康方面的服务，并能借助这些信息和服务，对自己健康状况做出恰当的决定。

所以，我们每一个人都应该掌握《中国公民健康素养——基本知识与技能（2015 年版）》里的内容和要求。

基本知识和理念

1. 健康不仅仅是没有疾病或虚弱，而是身体、心理和社会适应的完好状态。

2. 每个人都有维护自身和他人健康的责任，健康的生活方式能够维护和促进自身健康。

3. 环境与健康息息相关，保护环境，促进健康。

4. 无偿献血，助人利己。

5. 每个人都应当关爱、帮助、不歧视病残人员。

6. 定期进行健康体检。

7. 成年人的正常血压为收缩压 ≥90mmHg 且 <140mmHg，舒张压 ≥60mmHg 且 <90mmHg；腋下体温 36~37℃；平静呼吸 16~20 次/分；心率

60~100 次/分。

8. 接种疫苗是预防一些传染病最有效、最经济的措施，儿童出生后应当按照免疫程序接种疫苗。

9. 在流感流行季节前接种流感疫苗可减少患流感的机会或减轻患流感后的症状。

10. 艾滋病、乙肝和丙肝通过血液、性接触和母婴三种途径传播，日常生活和工作接触不会传播。

11. 肺结核主要通过病人咳嗽、打喷嚏、大声说话等产生的飞沫传播；出现咳嗽、咳痰 2 周以上，或痰中带血，应当及时检查是否得了肺结核。

12. 坚持规范治疗，大部分肺结核病人能够治愈，并能有效预防耐药结核的产生。

13. 在血吸虫病流行区，应当尽量避免接触疫水；接触疫水后，应当及时进行检查或接受预防性治疗。

14. 家养犬、猫应当接种兽用狂犬病疫苗；人被犬、猫抓伤、咬伤后，应当立即冲洗伤口，并尽快注射抗狂犬病免疫球蛋白（或血清）和人用狂犬病疫苗。

15. 蚊子、苍蝇、老鼠、蟑螂等会传播疾病。

16. 发现病死禽畜要报告，不加工、不食用病死禽畜，不食用野生动物。

17. 关注血压变化，控制高血压危险因素，高血压患者要学会自我健康管理。

18. 关注血糖变化，控制糖尿病危险因素，糖尿病患者应当加强自我健康管理。

19. 积极参加癌症筛查，及早发现癌症和癌前病变。

20. 每个人都可能出现抑郁和焦虑情绪，正确认识抑郁症和焦虑症。

21. 关爱老年人，预防老年人跌倒，识别老年期痴呆。

22. 选择安全、高效的避孕措施，减少人工流产，关爱妇女生殖健康。

23. 保健食品不是药品，正确选用保健食品。

24. 劳动者要了解工作岗位和工作环境中存在的危害因素，遵守操作规程，注意个人防护，避免职业伤害。

25. 从事有毒有害工种的劳动者享有职业保护的权利。

健康生活方式与行为

26. 健康生活方式主要包括合理膳食、适量运动、戒烟限酒、心理平衡四个方面。

27. 保持正常体重，避免超重与肥胖。

28. 膳食应当以谷类为主，多吃蔬菜、水果和薯类，注意荤素、粗细搭配。

29. 提倡每天食用奶类、豆类及其制品。

30. 膳食要清淡，要少油、少盐、少糖，食用合格碘盐。

31. 讲究饮水卫生，每天适量饮水。

32. 生、熟食品要分开存放和加工，生吃蔬菜水果要洗净，不吃变质、超过保质期的食品。

33. 成年人每日应当进行 6000~10000 步当量的身体活动，动则有益，贵在坚持。

34. 吸烟和二手烟暴露会导致癌症、心血管疾病、呼吸系统疾病等多种疾病。

35. "低焦油卷烟""中草药卷烟"不能降低吸烟带来的危害。

36. 任何年龄戒烟均可获益，戒烟越早越好，戒烟门诊可提供专业戒烟服务。

37. 少饮酒，不酗酒。

38. 遵医嘱使用镇静催眠药和镇痛药等成瘾性药物，预防药物依赖。

39. 拒绝毒品。

40. 劳逸结合，每天保证 7~8 小时睡眠。

41. 重视和维护心理健康，遇到心理问题时应当主动寻求帮助。

42. 勤洗手、常洗澡、早晚刷牙、饭后漱口，不共用毛巾和洗漱用品。

43. 根据天气变化和空气质量，适时开窗通风，保持室内空气流通。

44. 不在公共场所吸烟、吐痰，咳嗽、打喷嚏时遮掩口鼻。

45. 农村使用卫生厕所，管理好人畜粪便。

46. 科学就医，及时就诊，遵医嘱治疗，理性对待诊疗结果。

47. 合理用药，能口服不肌注，能肌注不输液，在医生指导下使用抗生素。

48. 戴头盔、系安全带，不超速、不酒驾、不疲劳驾驶，减少道路交通伤害。

49. 加强看护和教育，避免儿童接近危险水域，预防溺水。

50. 冬季取暖注意通风，谨防煤气中毒。

51. 主动接受婚前和孕前保健，孕期应当至少接受 5 次产前检查并住院分娩。

52. 孩子出生后应当尽早开始母乳喂养，满 6 个月时合理添加辅食。

53. 通过亲子交流、玩耍促进儿童早期发展，发现心理行为发育问题要尽早干预。

54. 青少年处于身心发展的关键时期，要培养健康的行为生活方式，预防近视、超重与肥胖，避免网络成瘾和过早性行为。

基本技能

55. 关注健康信息，能够获取、理解、甄别、应用健康信息。

56. 能看懂食品、药品、保健品的标签和说明书。

57. 会识别常见的危险标识，如高压、易燃、易爆、剧毒、放射性、生物安全等，远离危险物。

58. 会测量脉搏和腋下体温。

59. 会正确使用安全套，减少感染艾滋病、性病的危险，防止意外怀孕。

60. 妥善存放和正确使用农药等有毒物品，谨防儿童接触。

61. 寻求紧急医疗救助时拨打 120，寻求健康咨询服务时拨打 12320。

62. 发生创伤出血量较多时，应当立即止血、包扎；对怀疑骨折的伤员不要轻易搬动。

63. 遇到呼吸、心脏骤停的伤病员，会进行心肺复苏。

64. 抢救触电者时，要首先切断电源，不要直接接触触电者。

65. 发生火灾时，用湿毛巾捂住口鼻、低姿逃生；拨打火警电话 119。

66. 发生地震时，选择正确避震方式，震后立即开展自救互救。

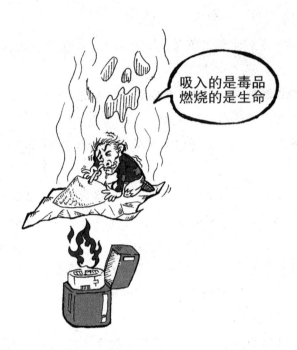

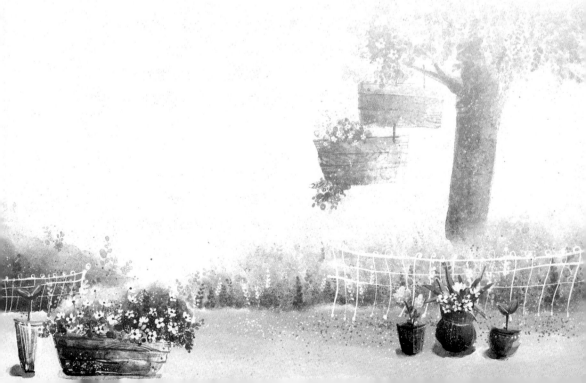

三十三、心理压力的自我调适

——在广东干部培训大讲坛上的讲座

对现代人而言，压力几乎无处不在，一个人从生下来就要面对各种各样的压力。

小时候来自父母的压力有：希望你能吃能喝、名列前茅、多才多艺、品学兼优；大一点时来自父母的压力有：希望你有份好工作、找个好配偶、不愁吃不愁穿；成人步入社会后面对的压力有：工作、经济、环境、疾病、家庭、晋升……

适当的压力有助于激发我们的斗志，提升我们的能力，促进我们的健康，推动事业的发展。例如，没有大气压我们无法呼吸，没有颅压我们无法思考，没有血压我们无法生存，没有工作压力我们无法进步。

但压力过大，会产生一系列问题。例如，2010 年 5 月 14 日晚 7 时许，澄城县安里乡村民老杨一直没有看到在该县城关三小六年级上学的儿子杨某回家，夫妻俩发动亲戚四处寻找，但直到 5 月 19 日傍晚，杨家人才在澄城县生活污水排放的污水湖畔发现了杨某的白色球鞋，球鞋旁还有一份写在作文纸上的遗书。遗书上写道："王老师今天把我打了，我知道我的英语不会读，但是我自己已经努力了很多，但是每次考试我都不及格。我也不知道怎么回事。王老师对不起，您打我，我也不会埋怨您。我知道您为我好，您才打我。我要走了，王老师对不起。我向您表示真诚的感谢吧！祝您：身体健康，长命百岁！您的学生：杨某 2010 年 5 月 14 日。"

又如，湘潭法院公务员刘某，中专毕业后，曾在学校教书，后通过自学从事律师行业，再后参加公务员考试考入湘潭市某法院。2011年1月18日上午9时许，当同事打开刘某租住屋的房门时，却发现刘某已自杀身亡。年仅38岁的刘某留下了一封遗书，最后几行写道："工作压力大，很累，不如死了算了，再见！"

心理压力的概念

心理是指健康人的脑对客观世界的主观反映。心理过程分三个方面：①认知过程，如我们的感觉、知觉、记忆、思维、注意等；②情绪过程，如喜、怒、忧、愁的体会；③意志过程，如自觉确定目标，努力克服困难去达到目的的心理过程。

心理压力，又称精神压力，简称压力，现代生活中每个人都有所体验。心理压力是个体在生活适应过程中的一种身心紧张状态，源于环境要求与自身应对能力的不平衡。这种紧张状态倾向于通过非特异的心理和生理反应表现出来。

完全没有心理压力的情况是不存在的。没有压力本身就是一种压力，也称为空虚。人的空虚产生于发展的社会。社会生活的内容越丰富，人为的环境越浓，人类离自然环境越远，人发生空虚的现象就越多。一辈子生活在一个地方，在一个环境下，最好生活在自己的故乡，人也就越安静，就越有踏实感，空虚感就越少。为了消除这种空虚感，很多人选择了极端的举措来寻找压力或刺激，一部分人找到了，是在工作、生活、友谊或者爱情之中；另一些人在寻找的过程中甚至付出了生命的代价。比如有一部分吸毒者，在最开始就是被空虚推上绝路的。

心理压力产生的原因

心理压力的产生原因很复杂，每个人的压力各有不同，但总体说来，可以将引起压力的原因归为四类：

1. 生活事件的影响　心理压力是人类生活中一种必然的存在，各种各样的生活事件都能引起不同程度的心理压力。从大的方面说，战争、地震、水灾、火灾等灾害，都会给人们带来沉重的心理压力和负担。从小的方面讲，面临一次考试或晋升，自己生病或亲友生病，也会给我们正常的生活带来意外的冲击和干扰，也都会成为我们心理压力的来源。

心理学家格拉斯通提出了会给人带来明显的压力感受的9种类型的生活变化：

就任新职、就读新的学校、搬迁新居等；恋爱或失恋，结婚或离婚等；生病或身体不适等；怀孕生子，初为人父、母；更换工作或失业；进入青春期；进入更年期；亲友死亡；步入老年。

心理学家霍曼和瑞希编制的生活改变与压力感量表（T. Holmes 和 R. Rahe，1967），列出了 43 种大部分人都可能经历的生活事件。其中 24 个项目直接与家庭内人际关系的变化有关。由下表我们可以看出，压力感分值越大，则压力越大，其中丧偶和离婚带来的压力最大。

生活事件与压力感

序号	生活事件	压力感	序号	生活事件	压力感
1	丧偶	100	23	儿女长大离家	29
2	离婚	73	24	触犯刑法	29
3	夫妻分居	65	25	取得杰出成就	28
4	坐牢	63	26	妻子开始或停止工作	26
5	直系亲属死亡	63	27	开始或结束学校教育	26
6	受伤或生病	53	28	生活条件的改变	25
7	结婚	50	29	改变个人的习惯	24
8	失业	47	30	与上司闹矛盾	23
9	复婚	45	31	工作时间或条件改变	20
10	退休	45	32	迁居	20
11	家庭成员生病	44	33	转学	20
12	怀孕	40	34	娱乐方式的改变	19
13	性生活不协调	39	35	宗教活动的改变	19
14	新家庭成员诞生	39	36	社会活动的改变	18
15	调整工作	39	37	少量抵押和贷款	17
16	经济地位变化	38	38	改变睡眠习惯	16
17	其他亲友去世	37	39	家庭成员居住条件改变	15
18	改变工作行业	36	40	饮食习惯改变	15
19	一般家庭纠纷	35	41	休假	13
20	借贷大笔款项	31	42	过重大节日	12
21	取消抵押或贷款	30	43	轻度违法	11
22	工作责任改变	29			

2. **挫折**   人生中，谁没有过成功的喜悦，失败的痛苦？失败和挫折总是难免的，想得到的得不到，不想失去的却偏又失去，"此事古难全"。

当遭到失败时，内心会产生一种消极的情感体验，我们称之为挫折感。外在的挫折经历和内心的挫折情感体验，是导致心理压力的另一个非常重要的原因。

有的人是因为无法拥有自己认为重要的东西；有的人是因为失去了自己认为很重要的东西；还有的人是因为自己的需要受到外在因素的阻碍而无法实现。种种挫折都让人感受到心理压力。

挫折的形成有客观原因，也有主观原因。客观上，重要的负性生活事件（如考试失败、失业等）打击能导致挫折感的形成。主观上，需求动机的冲突、个体心理素质以及个性心理品质等都是挫折产生的影响因素。但最重要的影响挫折产生的主观因素是个体内在的欲求水平。

心理学研究表明，一个人对成功与失败的体验，包括对挫折的体验，不仅依赖于某种客观的标准，更多地依赖于个体内在的欲求水准。比如，考试得了80分，对于60分万岁的人来说，已经是很大的成功了；但对于平时成绩都在90分以上的人来说，则属于失败，会产生挫折的体验。

3. **心理冲突**   心理冲突是一种普遍现象，几乎谁也不可避免。例如，星期天的上午，张医生想留在安静的家里撰写论文，因为上班的时候相当吵，此时妻子又想让他去看电影，因为那也是他渴望已久的一部好影片，二者不可兼得。这种心理冲突，有人称此为双趋冲突。又如，王护士想对他们的主任提出批评性忠告，但又怕得罪了主任或遭报复，弄巧成拙。究竟是提还是不提呢？她反复思虑，难以决定。这种心理冲突，有人称此为趋避冲突。

心理冲突是指两种或者两种以上的不同方向的动机、欲望、态度、情绪、目标和反应同时出现，在人们内心争斗，既无法抛弃任何一方，也无法把两者妥协统一起来的紧张状态。由此会产生心理压力。每个人都会有心理冲突的，但时间、频率、对人的影响是不同的。心理健康的人，心理冲突不尖锐，不持久。

4. **不合理的认识**   一些不合理的认识，如：工作繁重，价值不能体现；工作多年，应该有较高的地位和待遇，但现状很不如意；自愧不如人（包括能力、容貌、地位等）；感觉别人和自己过不去，找自己的茬；自己必须在各个方面表现得十全十美；做了错事，就应该受到严厉的批评……都会导致心理压力的产生。

心理压力对身体的影响

心理压力可引起身体多种不适和疾病，如头痛、高血压、抑郁症、恐惧症、脱发、心绞痛、应激性胃肠综合征、癌症等。心理压力还可引起很多心理问题的出现，如焦虑、紧张、迷惑或急躁，疲劳感、生气、憎恨，情绪过敏和反应过敏，感情压抑，交流的效果降低，退缩和忧郁，孤独感和疏远感，厌烦和工作不满情绪，精神疲劳和低智能工作，注意力分散，自信心不足等。心理压力还会引起一个人性格改变和行为异常，如冷漠、压抑、偏执、焦虑症、精神病、强迫症、与家庭和朋友的关系恶化、自杀和试图自杀、酗酒和吸毒几率增加、破坏公共财产、偷窃、不顾后果的驾车和赌博等。

错误的降压方式

一些人面对压力，采用暴饮暴食、酗酒、吸烟、长时间上网、赌博、疯狂购物等方式降压，这都不可取。

减轻心理压力的方法

1. **去除外因**　采取的方法有：发愤图强，争取达到预期目标；改进工作方法，提高工作效率；调动工作或改变工作岗位；降低自定的目标，减轻心理压力；分清事情的轻重缓急、把握时间的控制，做好重要的事。

2. **增加社会支持度**　采取的方法有：重视人际关系，寻求有关部门领导的支持；处理好家庭关系，待人以爱心、宽容、仁慈，建立和谐家庭；在好友面前适当倾诉苦恼的事；调整自我形象，增强自信心；积极参加团体的有关活动，放松心情，广交朋友。

3. **调适内因**　采取的方法有：重视身体锻炼，增强身体素质，提高抵抗心理压力的能力；注意合理膳食，保证规律、充足的睡眠；注重看书学习，不断提高解决问题的能力；乐观处事，化压力为动力，要常想"既来之，则安之""没什么大不了的事"；敢于实践，不怕失败，在挫折中提高水平和意志力；降低欲求，知足者常乐，从而减少压力。

4. **学会减压**

（1）宣泄：如哭一哭、喊一喊、唱一唱、跳一跳、写一写、画一画。

在日本某电器公司的各个企业里，别出心裁地设立了"精神健康室"，工人称之为"出气室"。一个满腹牢骚的工人，只要到此处一游，出来时就会变得心平气和，甚至笑容满面。

原来，人们一走进室内，迎面的是一排各式各样的哈哈镜。一看到哈哈镜中自己的那副"尊容"，自然就会被逗得哈哈大笑，满腹的怨气不知不觉地在笑声中消失。如若余怒未消，那么走过哈哈镜后，就会看见几个象征着经理、老板的橡皮塑像，塑像的旁边放着打人的棍子。余怒未消的工人可以拿起棍子，尽情地把"老板、经理"揍个痛快。

之后，就到了该室的最后一部分——恳谈室。在恳谈室，接待他的是一位笑容可掬的高级职员，关心地问他有什么困难？因什么事不满？有什么意见？于是，在心平气和的交谈中，上下级间的思想得到了沟通。如果那个工人能够提出有益于企业发展的合理化建议，他还能得到表扬和奖励。为消除工人的不满，增强企业的凝聚力，该电器公司此举，可谓匠心独具。

（2）转移：如读书报、看影视、做运动、玩棋牌、养宠物、搞集邮、去旅游。

（3）放松：如深呼吸、伸懒腰、听音乐、看山水、去按摩。

深呼吸放松法：深呼吸时应全身放松，肺部一张一合，呼吸频率逐渐减慢，呼吸逐渐加深。也可采取深深地吸进一口气，保持一会儿（大约十秒）。慢慢把气呼出来。停一会儿再做一次。

肌肉放松训练法：有多种选择，①伸出你的前臂，紧握拳头，用力攥紧，注意你手上的紧张感觉。（大约十秒）放松，停一会儿再做一次。②弯曲你的双臂，用力弯曲，紧张双臂的肌肉，保持一会儿，感受肌肉的紧张（大约十秒）。放松，停一会儿再做一次。③紧张你的双脚，用脚趾抓紧地面，用力抓紧，保持一会儿（大约十秒）。放松，停一会儿再做一次。④将脚尖用力向上翘，脚跟向下向后紧压地面，紧绷小腿的肌肉，保持一会儿（大约十秒）。放松，停一会儿再做一次。⑤用脚跟向前向下紧压地面，紧张大腿肌肉，保持一会儿（大约十秒）。放松，停一会儿再做一次。⑥紧张额头肌肉，皱紧眉头，保持一会儿（大约十秒）。放松，停一会儿再做一次。转动眼球，按照一定的顺序，如上、左、下、右，然后加快速度，反向转一转。放松，停一会儿。咬紧牙齿，用力咬紧，保持一会儿，放松。向内收紧下巴，用力，保持一会儿，放松。用舌头顶住上腭，用力上顶，保持一会儿，放松，彻底放松。⑦向上提起双肩，用力紧合双肩，保持一会儿（大约十秒）。放松，停一会儿再做一次。

想象放松法：即通过想象轻松、愉快的情景，如大海、山水、瀑布、蓝天、白云等，达到身心放松、情绪舒缓的目的。

（4）暗示："当我没有鞋子穿的时候，我觉得自己是世界上最不幸的人，所以我哭泣。但是，当我遇到他——一个没有脚的人的时候，我才发现，原来我不是最不幸的，因为至少我还有脚。"这句话提示我们面对压力，要想到"还可以""我能行""这还不是最糟糕的"，自己还有潜能可挖。

（5）自嘲：用玩笑调侃或自我解嘲的方法化解矛盾冲突，摆脱窘迫尴尬的处境。1858年，当林肯还是国会议员时，就与著名政敌道格拉斯就美国应否废除奴隶制展开了一场旷日持久的大辩论。在其中一场辩论中，道格拉斯渐渐沉不住气，开始对林肯进行恶毒的人身攻击，大骂他是不折不扣的两面派。面对鸦雀无声的观众，林肯平静地走到演讲台前，沉默了一会儿，大声说："现在就请大家评评理，要是我真有另一张脸，你们以为我还会戴上如今这张吗？"随之引来哄堂大笑。林肯相貌之丑陋是人所共知的，他巧妙地利用了这一点，不单化解了政敌的攻击，还缓和了现场的紧张气氛。换了别的从政者，一定会迎头痛击对手。但林肯就是如此谦卑，选择了这样一种挖苦自己的方法，令人倍觉亲近。

（6）自我安慰：虽然尽力而为，但无法达到目标，此时要自我安慰，"我已尽力了，顺其自然吧"，"虎落平阳被犬欺"。

（7）脱敏：由弱到强循环渐进地接触自己不快的刺激，并逐步适应。

（8）升华："化悲痛为力量"，变压力为动力，将情绪激发的能量引导到正确的方向，使之具有建设性、创造性，对人对己对社会都有利。如歌德失恋后几乎要自杀，后升华写出《少年维特之烦恼》。

（9）随时间而逝：要相信再痛苦的事再大的压力，随着时间的流逝，总会慢慢地过去。你越这样想，痛苦过去得越快，压力也就感觉不大了。

5. 及时寻求心理医生的帮助　如果心理压力过大，产生扭曲心理，特别是这些问题与本人的个性有关，那就应当及时进行心理咨询，寻求心理医生的帮助。

如何应对工作压力

1. 乐观看待人生，能工作就是最快乐的事。

2. 集中精力，提高效率，缩短流程。

3. 学会分解任务，挖掘社会潜力，加强与他人的合作。

4. 认可有比自己能力更强、薪水更高的人。

5. 适时给自己心情放个假，"再忙也不在星期天工作"。

6. 以平常心对待先进、优秀等荣誉，工作做到问心无愧即可。"我已做了该做的事，对得起良心，至于评价由你们来做好了！"

7. 把工作压力扔在家门外。回到家后与家人和睦相处，其乐融融。

8. 交一个知心的同事、朋友，通过倾诉，发泄一下心中的不满。

面对压力，坦然认之。学会接纳，更要学会寻找方法。当压力变为动力时，我们的人生价值将会有一个质的飞跃！

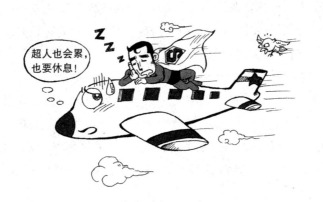

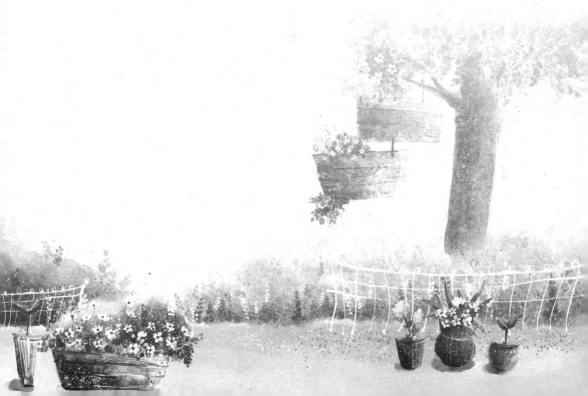

三十四、 用汗水铸就辉煌

——在广州市第六中学的演讲

各位领导、老师，各位家长、同学们：

大家好！

今天我作为一名家长，与你们一起在这里参加隆重的高考"百日冲刺"动员大会，感慨万分。我们的孩子从嗷嗷待哺的婴儿即将成长为搏击长空的雄鹰，一种难以名状的欣喜之情油然而生。在距离高考一百天的时候，看着这一张张充满信心和活力的年轻面孔，我切实感受到了生命的壮美和成长的神奇，同时也激起了我 32 年前的记忆。

我和很多同龄家长一样，在"文化大革命"时期度过了中学时代。1977年恢复高考后，在工厂工作的我由于基础不牢固，准备不充分，当年未能考上大学，也没有信心、没有勇气再参加高考。1978 年的大年三十晚上，我的父亲——一位参加过解放战争和抗美援朝战争的军人，鼓励我要坚毅、顽强、不服输，一定要再次参加高考。一种血溶于水的情感注入我的心灵，我深深地理解了父亲的苦心母亲的期待，也坚定了自己的信心，并且全力以赴投入到高考前的复习中。功夫不负有心人，一百多天后，我如愿以偿地考上了大学，毕业后成为一名大学教师，并且通过踏实勤奋的工作，取得了一定的成绩。因此，我非常感谢我父亲 32 年前的"战前"动员，也非常怀念"战前"动员后的一百多天自己对学习的全心投入。我认为，正是由于老师的无私奉献和父母的殷切关怀以及自身的奋发努力，才使我很好地抓住了机遇，让我有了更大的发展空间，同时也给我的生命注入了新的活力。

苏东坡说过："古之立大事者，不惟有超世之才，亦必有坚忍不拔之志。"鲁迅曾言："不耻最后。即使慢，驰而不息，纵令落后，纵令失败，但一定可以达到他所向往的目标。"蒲松龄自勉："有志者事竟成，破釜沉舟，百二秦关终属楚；苦心人天不负，卧薪尝胆，三千越甲可吞吴。"这都说明立志和毅力之重要。

同学们，高考虽然不是人生的全部，却是人生极为重要的一步，因为大学的学习不仅会使你们增长知识，增长才干，而且也是你们步入社会、服务祖国的重要基石。

同学们，作为家长，我们希望你们勇敢面对挑战，知难而进，全力以赴拼搏；我们期待你们超越梦想，燃烧青春和激情，攀登人生新的高度；我们盼望你们努力实现理想，在知识的海洋遨游，体会其乐无穷的力量；我们保证做你们的坚强后盾和知心伙伴，甘苦共尝，向巅峰冲刺。

同学们，你们正处于花季年华，初生牛犊不怕虎，愿你们都能进入理想的高等学府，去领略指点江山，激扬文字，欲与天公试比高的豪情。要记住：对于父母养育之恩最好的回报，对于老师培育之情最好的答谢，对于自身能力最好的诠释，就是在高考来临前的百天里，为自己赢得真正的问心无愧！

谢谢大家！

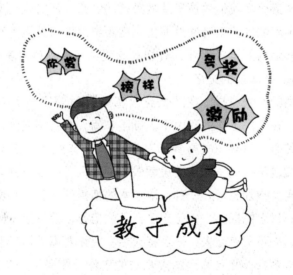